血流を良くし「健康」を取り戻す！

重《じゅう》炭《たん》酸《さん》温《おん》浴《よく》はなぜ身体にいいのか

鶴見大学教授
斎藤 一郎 SAITO, Ichiro

アーク出版

重炭酸温浴はなぜ身体にいいのか／目次

プロローグ　健康長寿のカギは血のめぐり――9
……腰痛からもの忘れまで、血流こそ大事

1章 「たかがストレス」ではすまされない

……免疫力を低下させ、あらゆる病気の原因に

2章 血管を広げ血流をよくして健康を取り戻す――63

……一酸化窒素の血管拡張作用

3章　重炭酸温浴が身体にいい理由

……重炭酸イオンが血管を拡張するメカニズム

93

4章　重炭酸温浴がもたらすイオン効果
……体温を高めて健康の土台をつくる——117

カバー装丁／石田嘉弘
本文ＤＴＰ／丸山尚子

プロローグ

健康長寿のカギは血のめぐり

……腰痛からもの忘れまで、血流こそ大事

血流（血のめぐり）をよくすれば、健康になれる

ストレスや冷え性から、脳卒中、ガン、そしてアレルギーまで、この本ではさまざまな病気や体調不良についてお話ししていきますが、キーワードは血流です。

「血流」とは血液の流れのこと。「血のめぐり」とも呼ばれます。

血液は私たちの体重の7～8％を占め、絶えず全身をめぐっています。60兆個もあると言われる全身の細胞が生きるために必要な酸素や栄養素を送り届け、不要な老廃物などを受け取って運び出します。体外から侵入する菌やウイルスを撃退して、健康を守る役割も担っています。血流を良くすれば、さまざまな病気が改善できる可能性が高まるのです。

現在の日本は世界でも稀に見る長寿国です。しかし、90歳、100歳まで生きられれば、それで幸福な人生というわけではありません。やはり健康で長生きしたい――。つまり「健康長寿」こそが誰もが望む幸福な人生ではないでしょうか。

私は病気の成り立ちやメカニズムを研究する病理学を専門とする者として、老化やストレスが健康に与える影響について研究していますが、年齢を重ねても健康で生きるためには、ストレスを抱え込まないことが肝心です。

ストレスの弊害については1章で詳しくお話ししますが、なにより問題なのはストレスが老化を促進することです。強いストレスがあると、身体をサビつかせる活性酸素が増えるからです。さらに危惧されるのが血流の悪化です。

血流が悪いとさまざまな体調不良が生じ、病気を発症させます。

たとえば自律神経のバランスが乱れると、身体が冷えやすくなり、免疫力が低下します。現在、日本人の死因の第一位はガンですが、免疫力が落ちれば、感染症だけでなく、ガンにもかかりやすくなるのです。

また心筋梗塞や脳梗塞、脳出血など血液の循環障害による死者は、合計するとガンによる死者を上回ります。その原因はもちろん血流の悪化です。

このように血流が悪い人は、さまざまな不調や病気を抱えがちになるのです。逆に血流が良好なら、免疫システムがきっちり機能しますから、日常的な不調は改善し、脳卒中や心筋梗塞などの血管障害や、感染症、ガンなどの病気にもかかりにくくなるのです。

血流がよくなると、どんなメリットがあるか、簡単に紹介しましょう。

1. 血流がよくなると、身体が冷えにくくなる

「冷え性」は女性特有の悩みと思われがちです。しかし、冷え性に苦しんでいるのは女性だけではありません。血流が悪ければ、男性だって冷え性になるのです。

冷え性の原因は、自律神経やホルモンバランスの乱れなどいくつかありますが、直接の原因は血行不良です。

血液は全身の細胞に酸素や栄養素を運びますが、実は身体を温めているのも血液なのです。基礎代謝によって温まった血液を、「熱」として身体の隅々にまで送り届けているのです。

さらに血液は、身体を温めるだけでなく、寒暖差に応じた体温調節にも関与しています。

脳の視床下部にある体温調節中枢が寒さを感知すると、血管を収縮させて血流をダウンさせ熱の放散を防ぎます。逆に暑さを感知すると、血管を拡張して血流をアップさせ放熱するのです。

ところが、自律神経やホルモンバランスが乱れると、そうした調節ができにくくなります。その結果、血のめぐりが悪くなり、冷え性になったり、体温調節がうまくいかなくなったりするのです。

そもそも腰など硬い骨の中心部にある骨髄で作られた血液は血管に入り全身に流れていきますが、つねに心臓や肝臓、腎臓など、重要な臓器が集中している身体の中心部に優先的に送られます。そのため、血流が悪くなると身体の末端部、とくに手足の先まで届く血液が不足気味となり、冷えやすくなるのです。一見、健康そうなのに、身体の末端部が冷えるため、「寒くて眠れない」というのが典型的な末端冷え性です。

また男性と比べて女性が冷えやすいのは、筋肉量が少ないためと考えられます。筋肉の内部にはたくさんの血管が走っているため、筋肉量が多いほど「熱」が運ばれ、身体が温まりやすいのです。男性でも筋肉が少ない人は冷えやすい傾向にあります。

「冷えは万病の元」と言われます。その冷えを防ぐためには、血のめぐりをよくするのが一番です。

2. 血流がよくなると、肩凝りや腰痛が楽になる

「肩凝り」は日本人の国民病とも言われます。

原因として指摘されるのは、パソコンの画面を凝視してのデスクワークや、小さな画面をにらみながら何時間も行うスマホの操作です。

しかし、肩凝りはパソコンやスマホが登場する前からありました。したがって、原因はこれだけではないでしょう。

たとえば、長時間に及ぶ不適切な姿勢や負担のかかる動作、日常的な運動不足、エアコンの効き過ぎなどによる冷え、仕事や人間関係にともなうストレス……。これらも肩凝りの原因となります。

こうした原因が重なると、血液の流れが滞り、十分な酸素や栄養素が届かなくなり、とくに筋肉が疲弊します。

筋肉は酸素を大量に消費して新陳代謝を行っています。十分な酸素がないと酸欠状

態となり、疲労物質の乳酸が溜まります。その結果、血管が圧迫されて血流が悪くなり、乳酸が蓄積し、筋肉がさらに硬くなる……。そして炎症が起こって痛みが発生するのです。

このサイクルのくり返しで筋肉が硬く凝り固まっていくのが「肩凝り」です。

一方の「腰痛」は、二本脚で立ち上がった人間の宿命とも言われます。4本脚の動物と異なり、直立し、たった1本の背骨で頭部と上半身を支えるようになった結果、首と腰に大きな負担がかかるようになったのです。

腰痛には、いわゆる「ぎっくり腰」のような突然の激痛（急性腰痛）から慢性的な凝りや張り（慢性腰痛）、脊柱や脊椎などの骨の変形によるものまであり、症状も原因もいろいろです。

しかし、レントゲン検査などで異常が認められない場合は、筋肉に原因がある可能性が高いと考えられます。

こうしたケースでは筋肉が衰えて脊椎や腰椎を支えられなくなったり、同じ筋肉を使いすぎて、これを修復する際に発痛物質が発生して痛みを生じるのです。

この状態が続くと骨にも負担がかかるので、いずれは腰椎がつぶれたり、ずれたり、骨格がゆがんだりして、重症の腰痛に発展します。

つまり肩凝りの場合と同じく、腰痛も血行不良が一因なのです。

中腰のまま作業を続けたり重い物を持ち運んだりすると、疲労物質が蓄積して筋肉が硬くなります。その結果、筋肉内の細胞に十分な酸素や栄養素が届かず、血流が悪化して、さらに筋肉が硬くなるのです。したがって、血流を改善すれば肩や腰の凝りをやわらげることができるでしょう。

3. 血流がよくなると、勃起不全が改善する

ある程度、年齢を重ねた男性から、自信や若々しく生きようとする意欲を奪うのが

勃起不全です。

かつては侮蔑的な意味も込めて「インポテンツ」などと呼ばれましたが、最近は「ED」の呼称が普及してきました。

「勃起不全」とは、陰茎が十分に勃起せず、満足な性行為を行えない性機能障害のことです。加齢にしたがい増える傾向があり、60代では半数を超えると言われます。ストレスなど心理的な要因によるもの、薬剤などの副作用や糖尿病や心疾患といった疾病の影響などもありますが、多くは末梢の血管障害が原因です。

陰茎の内部には、左右一対の陰茎海綿体とその下に尿道海綿体の、計3本の海綿体が通っています。性交時に勃起するのは、陰茎海綿体が血液で満たされるからです。

海綿体は細い血管が集まってスポンジ状になっています。脳が性的刺激を受けると、その情報が脊髄神経を通って陰茎に伝わります。そして、海綿体の筋肉が緩むことによって大量の血液が流れ込み、硬く大きくなるのです。

ひとたび勃起すると、海綿体を覆う膜も腫れて静脈を圧迫するため、血液が簡単に流れ出ることがなくなり、勃起が維持されます。

つまり、陰茎が勃起して海綿体が硬くなるのも、勃起が続くのも、血流によるもの。逆に言えば、海綿体に十分な血液が流れ込まないと勃起不全になるのです。


血流が悪くなって勃起不全を起こす原因には、運動不足、ストレス、食生活の乱れ、喫煙、自律神経失調などがありますが、とくに影響を受けやすいと言われるのが動脈硬化です。これは陰茎の動脈や海綿体の血管が細いためです。

20代、30代の人でも、循環障害があると勃起不全に陥る可能性が高いのです。

したがって、勃起不全を改善するためには、日頃の生活習慣を見直して血流アップを図ることが大切です。

4．血流がよくなると、免疫力が高まる

体外から侵入するウイルスや細菌を迅速に撃退することで、身体を病気から守る仕組みが「免疫」システムです。その主役は、血液中にあって免疫機能を担う細胞、つまり白血球です。

免疫システムには、異物を発見してすばやく攻撃する自然免疫と、特定の病気に対抗するための獲得免疫があります。

まず自然免疫は生まれながらにして人間に備わった防御機能です。白血球にはいくつかの種類がありますが、つねに全身をパトロールしている細胞が単球（樹状細胞とマクロファージ）です。一方、病原体を見つけるとすぐに攻撃をしかけるのが顆粒球（かりゅうきゅう）とNK（ナチュラルキラー）細胞です。

次に獲得免疫ですが、これは過去に感染した病原体を記憶して抗体をつくり、同じ

病原菌に出会ったときに、より強力で効率的な攻撃をしかけます。伝染病の感染を防ぐために行われる予防接種は、この仕組みを利用しています。

主力となるのはリンパ球（B細胞、T細胞など）です。抗体を武器にしてウイルスや細菌などと戦うのがB細胞、ガンなどの強力な敵を攻撃するのがT細胞（キラーT細胞、ヘルパーT細胞など）です。

これらの白血球は血流に乗って全身を巡り、互いに連携しながら働いています。異物や病原体を見つけると、まずは第一陣として自然免疫グループがすばやく集まって攻撃し、撃退できないときは第二陣の獲得免疫グループが出動するのです。

ところが、血流が悪いと、病原体が見つかっても白血球がすばやく集まることができません。最前線での対処が遅れるため、病原体が体内に侵入し、発病しやすくなってしまいます。

つまり、感染症やガンに対する抵抗力を高めるためには、血流をよくすること。血のめぐりのよい身体ほど免疫力が高く、病気になりにくい身体といえるでしょう。

5. 血流がよくなると、便秘が解消する

便秘の原因は食生活の乱れ、運動不足、睡眠不足、ストレスなど、人によってさまざまです。

たとえばストレスが原因で便秘になるのは、自律神経のバランスが乱れるためです。食べたものを消化吸収するには、心身のリラックスが必要なのに、ストレスがあると交感神経が優勢な状態が続くため、消化器官への血流が滞りがちになります。血流が滞ると、腸の蠕動運動（ぜんどううんどう）が鈍化します。

「蠕動運動」とは、大腸の内壁にあるひだが収縮をくり返し、便を肛門に向かって送り出す動きのことです。

食べたものは胃や小腸で消化されますが、この時点での便は消化されやすい水分の多い泥のような状態です。それが大腸の蠕動運動によってゆっくり前進しながら水分

が吸収され、塊状になります。直腸に届くと、大脳に情報が伝わって便意が生じます。ところが、ストレスなどが原因で血流が悪くなると、蠕動運動が鈍化し、便をスムーズに送ることができません。便は、必然的に大腸内に長く留まることになります。直腸に届かないだけでなく、水分が必要以上に多く失われるのです。水分を失った便は硬いため、排泄しにくくなります。

便秘を解消するためには、さまざまな要因を除くとともに、血流をよくして大腸の蠕動運動を促進すると効果的です。

6．血流がよくなると、認知症の予防になる（記憶力・学習能力が向上する）

脳は大量の酸素を必要とする臓器です。重さは、体重のおよそ2％。しかし、正常に働くためには、全身の20％もの酸素が必要です。しかも、酸素の供給が1分間、停止しただけで、神経細胞の死滅が急速に進むと考えられています。

脳細胞が働くために必要なのは酸素だけではありません。当然、栄養も不可欠です。脳のエネルギー源となるのは通常はブドウ糖ですが、糖尿病や飢餓状態でブドウ糖が得られない場合は、ケトン体を代替エネルギーとして使います。

ケトン体は脂質から作られます。つまり肉の脂身やバター、質の良い食用油などです。もし、食べ物に脂質がなければ、身体に蓄えている中性脂肪を材料にします。最近はやりの、炭水化物の摂取量を減らす「糖質ダイエット」では、炭水化物の代わりに肉など脂質の高いものが薦められます。脳にとって「糖質ダイエット」はエネルギー源をブドウ糖からケトン体へと替えるようなものです。

脳に栄養を送り届けるのは、もちろん血液です。主に肝臓で作られたブドウ糖やケトン体は、酸素とともに血液によって脳へと送られます。血のめぐりがいいほど脳がよく働くと言ってよいでしょう。

仕事であれ、勉強であれ、脳のパフォーマンスを高めたいなら、血流をよくするのが一番です。

7. 血流がよくなると、よく眠れる

日本人の約2割が不眠症に苦しんでいると言われます。

ひとくちに「不眠症」と言っても、なかなか寝付けない人から、夜中に何度も目が覚める人、熟睡できない人など、症状はいろいろです。

原因も、身体的・精神的な疾患から環境の変化、生活リズムの乱れ、ストレス、薬物の影響などさまざまですが、意外に見落とされがちなのが血流障害。疲れているのに眠れないのは、血流の悪さが原因となっていることが多いのです。

眠りと血流の間には密接な関係があります。

もともと人間の身体は、さかんに活動する昼間は体温が高く、夜になって気温が下

がると体温も下がるようにできています。夜、自然に寝入ることができるのは、体温が低くなるからです。

体温には深部体温と皮膚温度がありますが、脳と身体を休ませたいときは、身体内部の深部体温を下げる必要があります。

深部体温を下げるには、前段階として、手足など身体の末端部分から熱を放出する必要があります。そのためまず皮膚表面の温度が上昇します。手足の皮膚から熱を放出することで、深部体温を下げていくのです。

ところが、血液の循環が悪い人は身体が冷えやすく、手足の先が冷たくなりがちです。そのため血管が収縮し、うまく熱を逃がすことができません。熱を放出できなければ、深部体温は下がりません。ですから、なかなか寝入ることができず、眠れたとしても質のよい睡眠になりにくいのです。

冷えを解消するためには、血液の循環をよくする必要があります。冷えが解消すれば、寝入る際に熱を放出することで深部体温が下がりますから、良質な睡眠を得られるようになります。

8．血流がよくなると、唾液が増える

口の中が乾いたり、粘ついて嫌な臭いがする症状が「ドライマウス（口腔乾燥）」です。朝方や緊張したときなど、誰でも経験したことがあるでしょう。

「口が乾くくらい、たいしたことではない」と思われるかもしれませんが、実は深刻な体調不良や疾病の引き金になることがあるので要注意です。

ドライマウスの直接の原因は、唾液分泌量の低下です。

唾液は、健康な成人では1日に1ℓから1・5ℓも分泌されます。成分の99％以上が水ですが、残り1％のなかにムチン、ラクトフェリン、リゾチーム、免疫グロブリンなどの有益な成分が含まれ、歯の保護や再石灰化から、消化、抗菌、粘膜保護、粘

唾液による主な5つの作用

作用	有効成分	働き
1. 消化作用	アミラーゼ	食物中のでんぷんをブドウ糖に変え体内に吸収しやすくする
2. 抗菌作用	リゾチーム ラクトフェリン 免疫グロブリンなど	抗菌物質の働きにより、細菌やウイルスが体内に入るのを防ぐ
3. 粘膜保護作用	ムチン	粘性のタンパク質が食べ物を包み込み、口腔内の粘膜が傷つくのを防ぐ
4. 再石灰化作用	ハイドロキシアパタイト	酸により溶けた歯を修復する
5. 緩衝作用	重炭酸塩、リン酸塩	食べ物や胃酸の逆流により酸性化した口腔内を中性に戻す

膜修復など、全身の健康維持に関わる重要な役割を果たしています。

ドライマウスになると、口臭や口腔内の不快感だけでなく、虫歯や歯周病になりやすくなる／細菌やウイルスが侵入し感染症にかかりやすくなる／消化吸収能力が低下するなど、さまざまなトラブルが生じます。高齢者の場合は、食べ物をうまく飲み込めず、誤嚥性肺炎を引き起こす恐れもあります。

健康を維持するために、十分な唾液は欠かせないのです。

唾液の分泌が減少する一因が血流不足です。

唾液はもともと毛細血管の血液からつくられ、耳下腺（じかせん）、顎下腺（がっかせん）、舌下腺（ぜっかせん）という3つの唾液腺から口腔内に分泌されます。したがって、血流がよいほど唾液の分泌量は多くなります。

また、唾液腺の働きをコントロールしているのは自律神経です。副交感神経が優勢で、心身がリラックスしているときほどたくさん分泌されます。それは、血管が拡張して血流がよい状態でもあります。反対に交感神経が優位なときには血管が収縮し、唾液の分泌も減少します。緊張すると口が乾くのはそのためです。

つまり、血液の流れのよいときほど、さらさらの新鮮な唾液が豊富に分泌され、全身の健康が維持されやすいのです。

血流はお風呂に入るだけでよくなる

健康で長生きするために、血流を維持することがどれほど大切か、おわかりいただけたでしょうか。

ちなみに自分自身の健康状態を簡単にチェックする方法があります。爪を見てみましょう。爪の色や形には不足している栄養素や血行の良し悪しなどが反映されます。健康な爪は滑らかで透明です。それがピンク色に見えるのは爪の下の毛細血管が透けて見えるからです。

爪が白く見えるときは赤血球が少ないからで、貧血の可能性があります。逆に妙に赤っぽい場合は血流が滞っている可能性があり、動脈硬化、肝臓病や糖尿病の恐れがあります。横に線が入っている場合は栄養不足や強いストレスに見舞われたことを示しています。

いずれにせよ爪は自分の血流状態を知ることのできる簡単な方法です。ときどき形や色に変化がないか意識して見るとよいでしょう。

その重要な血流をアップする方法はいくつかあります。

ジョギングやエアロビクスなど適度な運動を毎日の生活に取り入れること、血流を促進するツボ押しやマッサージなどを受けること、適切な食生活に改善すること……。

いずれも効果はあるでしょうが、いちばん簡単で、日本人のライフスタイルに合っているのは「入浴」です。

愛媛大学社会共創学部教授の小原克彦氏の研究によると、週に5日以上入浴する習慣のある人は、4日以下の人に比べ血管の状態が良好との論文を発表されています*。最近はシャワーだけで済ませる人も多いと言いますが、単に身体の汚れを落とすだけでなく、血管を良好に保ち、健康に過ごすためには入浴が大事というわけです。毎日の入浴で血流をアップさせるのにとくに有効だと考えられるのが、本書で紹介する重炭酸温浴です。以下の章で説明していきます。

* Kohara K, et al. Scientific Reports. 2018;8:8687. DOI:10.1038/s41598-018-26908-1

1章

「たかがストレス」ではすまされない

……免疫力を低下させ、あらゆる病気の原因に

たかがストレス、されどストレス

「ストレス社会」とも評される現在の日本では、国民のほぼ半数が「日常生活で悩みやストレスがある」と感じています。

とくに顕著なのは、働き盛りの世代です。インターネット調査最大手のマクロミル社が2015年11月、働く男女1000人を対象に「ストレス実態調査」を行ったところ、なんと85・9%が「ストレスを感じている」と回答。「強く感じる」人が29・5%、「ほぼ毎日、感じる」と答えた人が42・4%に達しました。

ストレスの原因は「仕事内容」が61・7%、「職場の人間関係」が57・7%で、この二つが突出していました。

今や、小学生でさえ家族関係や友人関係にストレスを感じながら生きていると言わ

働き盛りを悩ますストレス

Q あなたは普段どの程度ストレスを感じていますか？

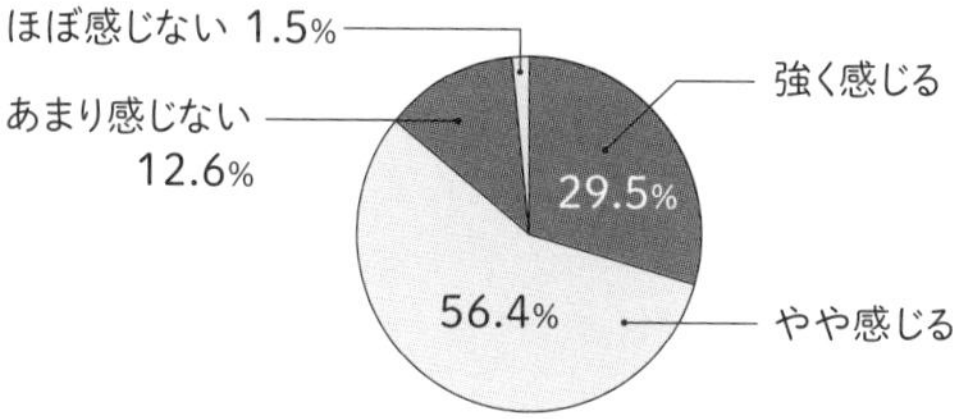

Q どのくらいの頻度でストレスを感じますか？

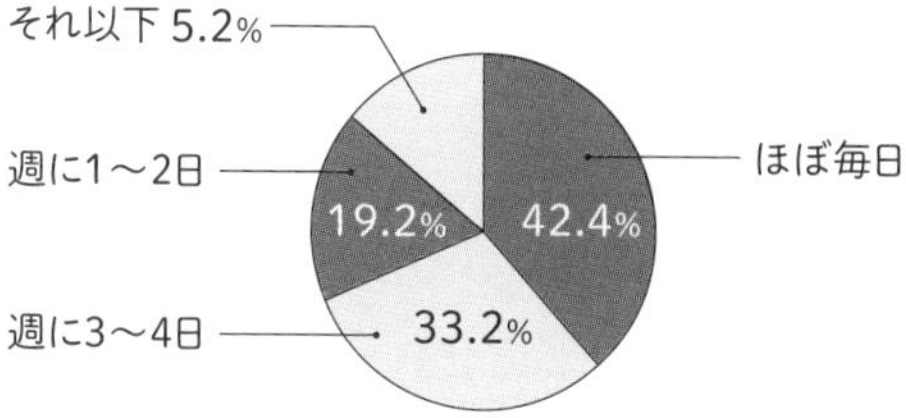

Q ストレスの原因は何だと思いますか？

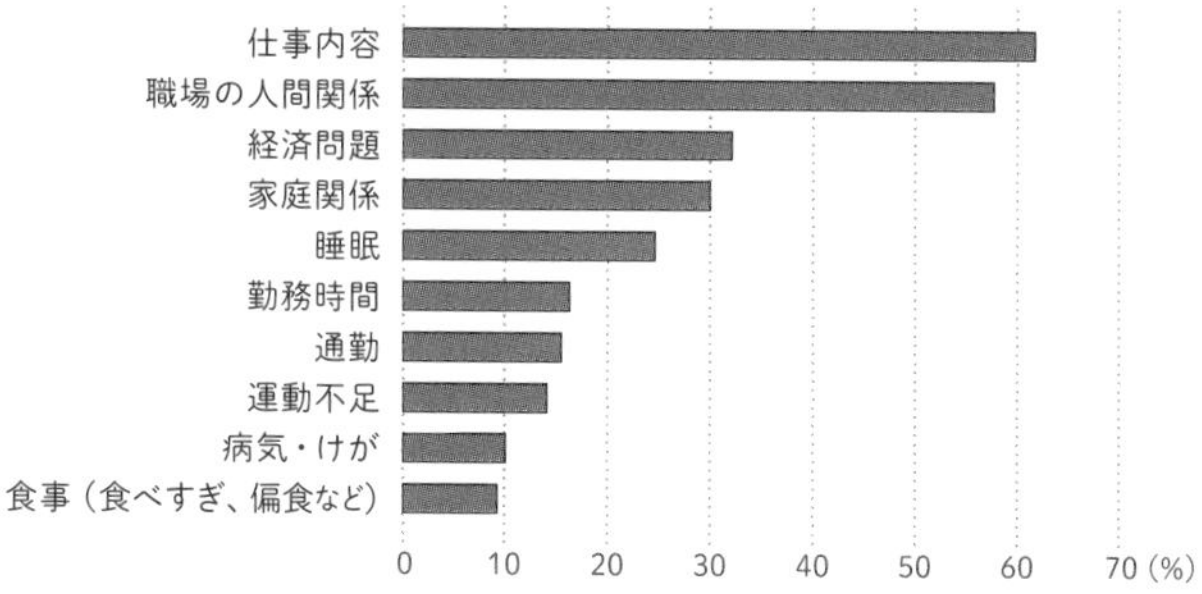

「働く男女1000人ストレス実態調査」より　2015年11月　株式会社マクロミル

れる時代。多少のストレスくらいあたりまえ。「たかが、ストレスじゃないか」と思われるかもしれません。しかし、ストレスこそ、さまざまな病気を引き起こすやっかいな要因なのです。

典型的なパターンを紹介しましょう。

人間がストレスを感じると、自律神経のバランスが乱れて、夜も眠れなくなります。「自律神経」とは、心臓や肺、胃腸など、すべての内臓器官の働きを司る神経です。心臓の鼓動や腸の蠕動運動を思い浮かべればわかるように、本人の意思とは関係なく（つまり「自律」して）働く不随意神経です。1日24時間、休むことがありません。

自律神経は、人間の活動面を司る「交感神経」と、休息面を司る「副交感神経」から成っています。一方が優勢に働いているとき、もう一方は劣勢で休憩中。つねにシーソーのようにバランスを取りながら、全身の器官をコントロールしています。

ところが、ストレスを受けてバランスが乱れると、さまざまな不調が現れます。疲労や不眠、頭痛、腹痛などに加え、プロローグで述べた血流障害による体温低下も起こります。

体温が低下すれば、免疫機能や代謝機能も衰えるので、感染症やガンなどの病気にかかりやすくなります。

自律神経や血液循環の問題については後で解説しますが、最新の研究では動脈硬化、貧血、腰痛、糖尿病、脳疾患、心疾患、生殖障害、そしてアレルギー症状などもストレスが原因で発症すると考えられています。「たかが、ストレス」ではすまされません。

ストレスは心身の防衛反応

「ストレス」を医学的に初めて研究したのは、ハンガリー系カナダ人の生理学者ハンス・セリエ（1907〜1982）でした。

セリエによれば、ストレスとは外部から有害な刺激を受けたときの心身の防衛反応です。「警告反応」と訳されることもあります。

しかし、受けたストレスが生体の防衛能力を超えるほど強いと、生体はしだいに疲弊します。その結果、さまざまな不調が生じ、病気になってしまうというのが、セリエの「ストレス学説」です。

その後の研究で、この学説には問題点があることもわかりましたが、現在でもストレス研究の基礎となっています。

セリエは、ストレスの原因となる刺激を「ストレッサー」と呼び、3つに大別しました。

第一は、暑さ寒さや混雑、騒音などの「物理的ストレッサー」。

第二は、酵素、薬物、公害物質、一酸化炭素などの「化学的ストレッサー」。

第三は、人間関係や仕事などに起因する緊張、不安、怒りなどの「心理・社会的ストレッサー」です。

これらのうち、現代社会ならではの大きな要因と言えば、第三の心理・社会的ストレッサーでしょう。

家庭や職場の人間関係、仕事上のトラブル、夫婦不和などの家庭問題、いじめ、金銭問題など……。さらにパソコンが苦手だとか、スマホの長時間操作が身体に及ぼす悪影響など「テクノストレス」といったIT時代ならではの新たなストレッサーも増えています。

有害な刺激には「ストレスホルモン」が分泌される

外部からの有害な刺激に対して、人間の身体には対処する仕組みが備わっています。ストレッサーから刺激を受けると、まずはストレスに負けまいとする警告反応が起こります。交感神経の働きが活発になって「ストレスホルモン」をさかんに分泌するのです。これにより一時的には元気になって健康を取り戻したように感じられます。

人体がストレスを受けたとき、分泌されるホルモンの主体はアドレナリンとコルチゾールです。

「アドレナリン」についてはご存じの方も多いでしょう。アドレナリンはストレス反応の中心的役割を果たす、緊張・興奮系ホルモンの代表格で、「闘争か、逃走かのホルモン」とも言われます。

たとえば森の中で、突然、ヒグマに遭遇したとしましょう。生きるために「戦うか、逃げるか」しかありません。必死で戦うか、全速力で逃げるか――。いずれにせよアクセル全開で臨まなければ生き残ることができません。そのようなとき、全身を一気に臨戦態勢に高めるホルモンがアドレナリンです。

軽視してはいけない「ストレス反応」

「ストレスホルモン」の分泌による身体の対応は、緊急時の応急処置的な対応ですから、長く続きません。緊張が長引くにつれ抵抗力は低下し、心身ともに疲弊していきます。それとともに様々な症状が現れます。

ストレスが引き起こす初期症状は、大きく3つに分けられます。

第一は心理面での影響。不安やイライラ、焦燥感などが生じます。症状が募ると、自律神経のバランスが乱れ、仕事や遊び、人づき合いなどをしようという意欲が減退。活力も低下します。さらに症状が進むと気分が落ち込み、自分が価値のない人間のように思え、消えてなくなりたいと願うようになることもあります。

第二は身体面での影響。食欲不振や頭痛、胃痛、腹痛、肩凝り、動悸、息切れ、便秘などです。腰痛や膝痛など身体のあちこちが痛むこともあります。睡眠が浅くなり、夜、寝付けなかったり、朝早くから目覚めたりします。血圧が上がり、動悸がして、やたら汗をかく人もいます。吐き気やめまいが起こることもあります。

第三は行動面での影響。心身の不調は、日常的な行動にも影響を及ぼします。たとえば、不安やイライラをまぎらわすため飲酒や喫煙の量が増えます。記憶力や注意力が低下するため、仕事上のミスが増えたり、クルマの運転中に事故を起こしやすくなったりします。身だしなみにかまわなくなり、だらしなく見えることもあります。

ストレスに見舞われても、当初はいずれもよくある不調であるため、「疲れただけだろう」「たいした問題ではない」などと軽く考えがちですが、放置しておくと、深刻な病気の発症につながる恐れもあるので要注意です。

女性を悩ませる「冷え性」もストレスが原因

プロローグでも少し触れた女性を悩ませる冷え性も、根本的な原因はストレスです。日本では女性の4~5割が冷え性に悩んでいます。

「冷え性」と言われても、あまり縁のない男性諸氏には深刻さがわからないかもしれません。「ただの寒がりだろう」「冷えるなら厚着をすればいい」「暖房を強めにすればいいじゃないか」くらいに考える人も少なくありません。しかし、当人にとってはつらく耐え難い症状なのです。

女性が冷え性になりやすい理由はいくつか考えられます。まず、男性と比べて皮下脂肪が多いこと。皮下脂肪が多ければ寒さに強いだろうと思われるかもしれませんが、一度、冷えた脂肪はなかなか温まりません。また月経時などは血管を収縮させるホルモンの作用もあり、骨盤内が冷えて鬱血しやすいことも関係しています。他に遺伝や生活習慣も原因として挙げられます。

もう一つ重要なのはプロローグに述べたように筋肉量が少ないことです。筋肉内には多くの毛細血管が走り、たくさんの血液が流れています。血液は体温を保つうえで重要な役割を果たしているため、血流が悪いと体温は低下します。筋肉が少なければ、その分だけ身体は冷えやすいのです。男性でも筋肉量が少ない人は冷え性に悩んでいるという報告もあります。

冷え性のタイプは大きく4つに分けられます。

第一は「内臓型」。手足や身体の表面は温かいのに、内臓や脳など身体の中心部が冷えるタイプです。

内臓の温度（深部体温）は通常、36度後半で、1日の体温変化もほぼ1度以内とされていますが、最近の若い女性のなかには36度前半の人が増えています。36・3度以下の場合は、内蔵型冷え性である可能性が高いといえます。深部体温は体表と比べて約1度高いとされますから、体表の平熱が35度半ば以下の人は要注意です。

内臓が冷えると下痢や便秘、膀胱炎、抵抗力低下、自律神経失調症などの原因になります。また、脳が冷えると思考力や集中力が低下します。

第二は「四肢末端型」。若い女性の冷え性ではもっとも多いタイプで、手や足の先などが冷えます。

これはカロリー摂取量が少なく体内で熱をつくり出せなかったり、血流が悪くて末端にまで酸素が行き渡らなかったりすることが原因の一つと考えられます。冬場だけでなく、真夏でもエアコンにより手足が冷え、就寝時に布団に入っても冷えて寝付けない人もいます。

第三は「下半身型」。腰より下、とくにお尻や太腿の筋肉が冷えます。主に30代以上で、座りっぱなしの仕事をしている人に多く見られます。坐骨神経が圧迫され、血の流れが滞るためです。下半身は冷たいのに、顔がほてったり、のぼせたりすることもあります。

第四は「全身型」。四肢末端型や下半身型と違い、自覚症状がほとんどありません。しかし、全身の体温が下がるため、しだいに基礎代謝や内臓機能が低下し、慢性的な体調不良に陥ったり病気にかかりやすくなったりします。「隠れ冷え性」とも呼ばれます。

冷え性は長い間、病気として扱われてきませんでした。「冷え性」という病名もありません。体質や、ちょっとした不調、不定愁訴（ふていしゅうそ：主観的な自覚症状の訴え）の一つと考えられてきたのです。そのため明確な診断基準もありません。

しかし最近では、ストレスによって引き起こされる体温低下こそが万病の元であることがわかってきました。冷え性の最大の原因はストレスなのです。

自律神経の乱れが冷え性をもたらす

ストレスがあると身体が冷えるのはなぜでしょう。大きく関わっているのが自律神経です。

すでにお話ししたように、自律神経は交感神経と副交感神経に分けられ、それぞれの役割が決まっています。活動を司るのが交感神経、休息を司るのが副交感神経です。誰でもスポーツの試合や重要なプレゼンテーション、試験などの際には交感神経が優勢に働きます。大一番を前にして緊張すると、体内にストレスホルモンのコルチゾールが大量に分泌されます。コルチゾールには交感神経を活発化させる働きがあるからです。

一方、仕事を終えてほっと一息つくときや就寝時になると副交感神経が優勢となります。脳は落ち着き、瞳孔も小さくなって、心拍数は下がります。心身ともにリラックスできる状態です。

交感神経と副交感神経は、体内のアクセルとブレーキと考えることもできるでしょう。人間は大昔から、これらアクセルとブレーキを無意識なうちにも、絶妙なバランスで踏み分けて生活してきました。ところが社会環境や生活習慣の変化により「ストレッサー」が急増し、交感神経が優位になる割合が増えたのです。

交感神経が働き続けるのは、アクセル全開の状態が長く続くということです。脳は緊張し続け、心臓はバクバクと鼓動し、血管が収縮します。しかし、そんな臨戦態勢をいつまでも続けられるわけはありません。

結局、身体の状態に無理がきて、頭痛、倦怠感、めまい、微熱、耳鳴り、不眠、便秘、下痢など、さまざまな症状が現れるのが「自律神経失調症」です。身体が冷えるのも、血流が悪化するためです。

血液は酸素や栄養素とともに「熱」を運ぶ

プロローグでも少し触れましたが、大切なことなので血流についてもう少し解説します。血液には酸素や栄養素を細胞に届けるという重要な役割があります。酸素は肺の肺胞から、栄養素は小腸の絨毛（じゅうもう）の毛細血管から受け取り、60兆個もある全身の細胞に送り届けます。代わりに、不要になった二酸化炭素や老廃物を受け取り、二酸化炭素は肺胞に放出。老廃物は腎臓や肝臓に送り届けて、体外に排出します。

血流が悪くなり、毛細血管が詰まったり減ったりし、その先の血管が消えてしまう状態をゴースト血管と呼んでいます。組織に栄養や酸素が届かないと臓器の機能が低下し、脳梗塞や認知症、動脈硬化、心疾患の原因となります。しかし、血液はこうした酸素や栄養素とともに、「熱」も全身の細胞に送り届けているのです。

日本人の血液の温度は通常37～38度（肉食の欧米人は39度くらい）。その血液が絶えず全身を巡ることで、体温はおよそ36～37度に保たれているのです。したがって、血流が悪化すれば、酸素や栄養素だけでなく熱も十分に行き渡らなくなり、体温が低下します。

もともと日本人は欧米人に比べ、体温が低い傾向にあります。食生活の違いなどが影響しているのでしょう。ただ最近は日本人の食生活もかなり欧米化し、カロリーの高い肉類を食べるようになったので、本来は上がってもよさそうなものですが、実際にはさらに低くなり、平熱が36度以下という人が増えているのです。

原因として考えられるのは、肉体労働や歩行距離が減ったことによる筋肉量の減少や、エアコンの普及により汗をかきにくくなったことなどが指摘されています。もちろんストレスの増加も無関係ではありません。

低体温がもたらす身体の不調

体温が低い状態が続くと、身体にさまざまな悪影響が現れます。

まず、免疫力や抵抗力、自然治癒力が低下します。

「免疫」とは、体内に入り込んでくる異物を排除するシステムの一つ。血液中の白血球が全身を巡って体外から侵入する細菌やウイルス、体内で発生するガン細胞などを発見し、撃退してくれるスーパーシステムです。

実は、ガン細胞は健康な人の体内でも、毎日、何千個も生まれているのですが、ほとんど発病しません。これは免疫のおかげです。「免疫力」は、身体に自然に備わっている防衛力と考えればよいでしょう。

ところが体温が低いと血液の循環が悪化したり、ストレスでリンパ球が減少し、その結果、免疫力が低下し、感染症やガンにかかりやすくなるのです（逆にガン細胞は

35度くらいの低体温で活性化します）。自然治癒力も低下しますから、ひとたび病気になると治りにくくなります。

体温が低いと、代謝機能も低下します。「代謝」とは、生きるために体内で起こるすべての化学反応のこと。必要なものを体外から取り込んだり、体内で化学的に変化させたり、不要なものを体外に排出したりといった、あらゆる変化を含みます。
たとえば「基礎代謝」とは、生命を維持するために安静状態でも必要とされる最低限のエネルギー量のことです。たとえば「糖の代謝」では、食事などで摂取した糖質をブドウ糖に分解し、エネルギーとして使ったり貯蔵したりします。ちなみに基礎代謝量は体重、身長、年齢などにより異なりますが、日本人の成人男性では1kgあたり約1500キロカロリー、女性は約1200キロカロリーと言われています。

つまり代謝が上がれば上がるほど、エネルギーを効率よく消費する元気な身体になるのです。さらに代謝は「化学」反応ですから、温度が高ければ高いほど活発に、効率的に行われます。逆に温度が低いと不活発になります。その結果、エネルギーの消費量が減り、内臓脂肪がたまって太りやすい身体になるのです。「メタボ」の状態になり、糖尿病や高血圧、脂質異常などの生活習慣病にかかりやすくなります。

「たかがストレス」のはずが、しだいに自律神経のバランスが乱れ、血流が悪化して体温が低下する――。その行きつく先にあらゆる病気が待っていることがおわかりいただけたでしょうか。

最近、急増する病気も実はストレスが原因

働き盛り世代を襲う「うつ病」や、若い世代でも増えている「突発性難聴」、「蕁麻疹」などのアレルギー……。これらの病気もストレスが原因の一つとされています。多くの人が関心を持つ病気ですので、少し詳しく解説します。

ストレスが原因で起こるとされる病気の一覧

心筋梗塞、高血圧、脳卒中、動脈硬化、貧血
偏頭痛
胃潰瘍・十二指腸潰瘍、過敏性大腸炎、急性胃腸炎
ガン
喘息
糖尿病
関節リウマチ
生殖障害
アレルギー、*蕁麻疹（じんましん）
*突発性難聴
自律神経失調症
*うつ病

（*が付いたものは本文で補足説明）

まず「うつ病」です。仕事や職場に関わるストレスが原因で「うつ病」や「心身症」などを発症し、精神障害として労災認定される人の数が増え続けています。自殺につながる深刻なケースも多く、企業にとって社員のメンタルヘルス管理に関わる重要な課題となっています。

日本人の自殺者はかなり減ったとはいえ、毎年2万人もいます。そのうち約半数が健康問題を抱えていますし、ガン患者の自殺率は健康人の24～25倍にも達します。

次に「突発性難聴」ですが、これは名前のとおり、ある日突然、聴力が落ちる病気です。この10年間で患者数が1・5倍に増えました。有名ミュージシャンがかかったとしてニュースになったこともあります。原因は不明ですが、ストレスを感じているときに発症しやすいため、因果関係があると言われています。

三つ目の「蕁麻疹」はアレルギーの一種で、皮膚の一部が突然、赤く膨れて盛り上がります。多くは数十分から数時間程度で消えますが、重症の場合は長引きます。原因の多くは食べ物で、青魚や豚肉、エビやカニなどの甲殻類。抗生物質などの薬剤、植物、昆虫、摩擦や圧迫などの物理的刺激によって起こることもあります。

くり返し発症するケースでは原因不明なことも多いのですが、他のさまざまなアレルギー症状と同様、ストレスが原因だったり、ストレスによって症状が悪化したりする事例のあることが指摘されています。


以上述べた三つの病気に代表されるストレス対策について、厚生労働省も対策を講じ始めました。

その一つが、労働安全法および労働安全衛生規則（省令）を改正し、2015年12月1日に施行された「心理的な負担の程度を把握するための検査等」。いわゆる「ストレスチェック制度」の導入です（56、57ページのストレスチェック制度で使われる簡易調査票参照）。

簡単に言うと、ストレスによって社員が体調不良や病気になることを未然に防ぐため、従業員50人以上の職場では、1年に1度、検査を行うことが義務づけられました。

15. 物事に集中できない
16. 気分が晴れない
17. 仕事が手につかない
18. 悲しいと感じる
19. めまいがする
20. 体のふしぶしが痛む
21. 頭が重かったり頭痛がする
22. 首筋や肩がこる
23. 腰が痛い
24. 目が疲れる
25. 動悸や息切れがする
26. 胃腸の具合が悪い
27. 食欲がない
28. 便秘や下痢をする
29. よく眠れない

C あなたの周りの方々についてうかがいます。

最もあてはまるものに○を付けてください。

次の人たちはどのくらい気軽に話ができますか？

1. 上司
2. 職場の同僚
3. 配偶者、家族、友人等

あなたが困った時、次の人たちはどのくらい頼りになりますか？

4. 上司
5. 職場の同僚
6. 配偶者、家族、友人等

あなたの個人的な問題を相談したら、次の人たちはどのくらいきいてくれますか？

7. 上司
8. 職場の同僚
9. 配偶者、家族、友人等

D 満足度について

1. 仕事に満足だ
2. 家庭生活に満足だ

【回答肢（4段階）】

A そうだ／まあそうだ／ややちがう／ちがう
B ほとんどなかった／ときどきあった／しばしばあった／ほとんどいつもあった
C 非常に／かなり／多少／全くない
D 満足／まあ満足／やや不満足／不満足

※ストレスチェック指針（平成27年4月15日）より

ストレスチェック制度で使われる57項目の質問票

A あなたの仕事についてうかがいます。
最もあてはまるものに○を付けてください。

1．非常にたくさんの仕事をしなければならない
2．時間内に仕事が処理しきれない
3．一生懸命働かなければならない
4．かなり注意を集中する必要がある
5．高度の知識や技術が必要なむずかしい仕事だ
6．勤務時間中はいつも仕事のことを考えていなければならない
7．からだを大変よく使う仕事だ
8．自分のペースで仕事ができる
9．自分で仕事の順番・やり方を決めることができる
10．職場の仕事の方針に自分の意見を反映できる
11．自分の技能や知識を仕事で使うことが少ない
12．私の部署内で意見のくい違いがある
13．私の部署と他の部署とはうまが合わない
14．私の職場の雰囲気は友好的である
15．私の職場の作業環境（騒音、照明、温度、換気など）はよくない
16．仕事の内容は自分にあっている
17．働きがいのある仕事だ

B 最近1か月間のあなたの状態についてうかがいます。
最もあてはまるものに○を付けてください。

1. 活気がわいてくる
2. 元気がいっぱいだ
3. 生き生きする
4. 怒りを感じる
5. 内心腹立たしい
6. イライラしている
7. ひどく疲れた
8. へとへとだ
9. だるい
10. 気がはりつめている
11. 不安だ
12. 落着かない
13. ゆううつだ
14. 何をするのも面倒だ

検査項目は大きく分けて3つ。1つは職場におけるストレスの原因、2つめはストレスによる心身の自覚症状、3つめは職場における他の社員による支援です。

検査を実施するのは医師や保健師などで、結果は遅滞なく本人に通知されることになっています。事業主は検査結果を集団的に分析し、職場の労働環境の改善に活かさなければなりません。

ただしこのストレスチェックだけをしても、ではどうすればストレスを解消できるのかの対処法がないのが問題です。

これからは会社が積極的に社員と家族の健康を守る必要がある

これまで「健康管理も仕事のうち」などと言って、社員の健康管理は社員個々人が気をつけるものという考え方が強かったのは事実です。

しかし、人手不足はこれからも深刻化するでしょうし、国際競争も激化、経済状況も激変するでしょう。社員を取り囲むビジネス環境は、ますます厳しさを増すことが予想されます。それとともにより多くの人が「ストレス」に苛まれることになるはずです。

深刻化する労働環境の中で、社員およびその家族が健康で長く働き続けるようにすること、社員の健康を脅かすストレスを予防・排除することは、これからの会社経営にとって最重要な施策となることでしょう。社員の健康管理は社員だけに任せるのではなく、会社経営の面からも積極的に取り組んで行くものになるはずです。その際かかる支出は、コストではなく「将来に向けた投資」と言えます。

ただ、そうは言え、現実は厳しい状況があります。日本で「健康経営」が注目されるようになったのは2013年に政府が閣議決定した「日本再興戦略」とされます。これを受けさまざまな施策が生まれ、社員の健康増進に努めた企業も出てきました。

精神障害に係る労災請求・決定件数の推移

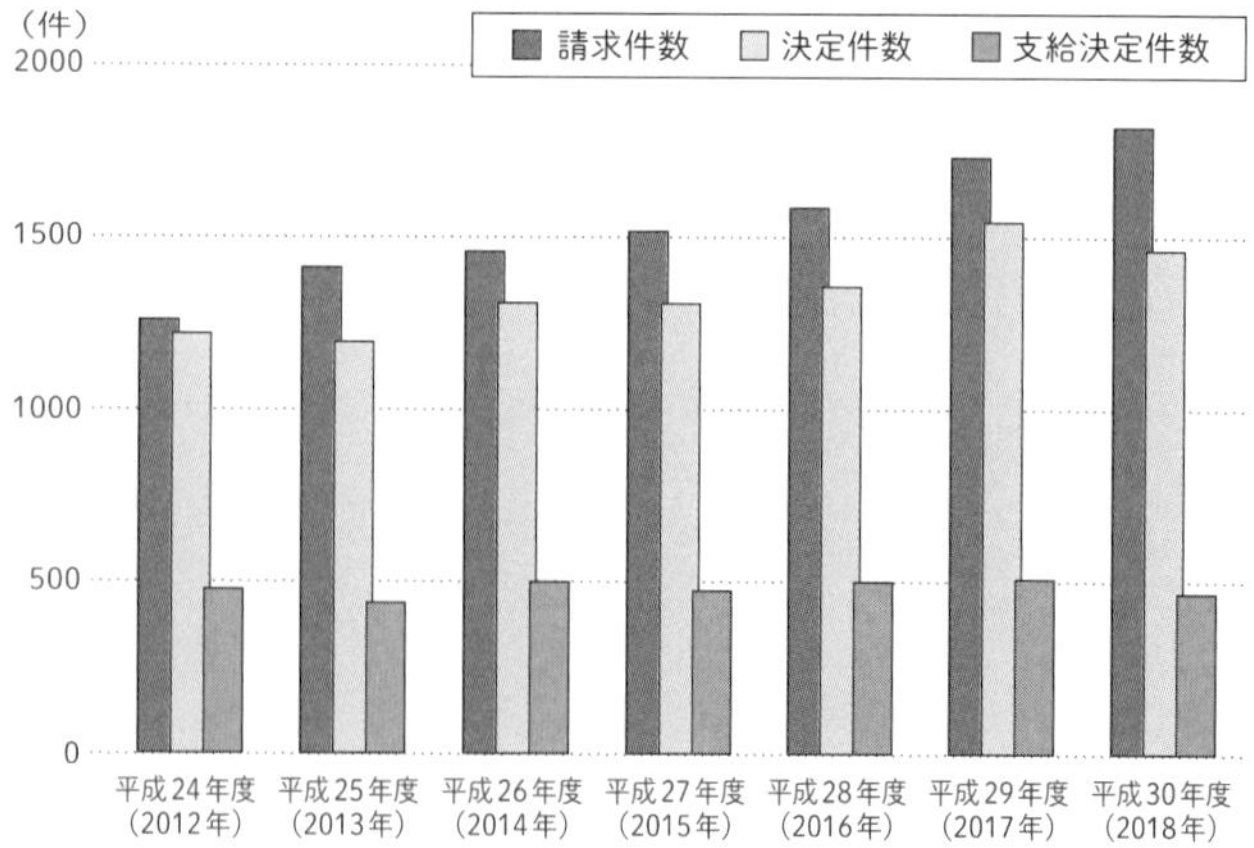

(厚生労働省資料より作成)

にもかかわらず、上記グラフにあるように精神疾患の労災補償件数は右肩上がり。また、生活習慣病の代表格・糖尿病患者は予備軍を入れると2000万人を突破。脳・心疾患の労災補償状況も減る気配がありません。

企業が健康経営に取り組んでも社員は不健康なまま。それどころか病気になる社員が増えている、ということです。

「冷えない身体」になることが病気を防ぐ

国や企業による対策には限界があります。自分の健康を守るためには、なによりもセルフケアが重要です。病気になりたくなければ、ストレスを避けること。そして、血流をよくして体温を上げることです。

今の時代、四方八方から襲ってくる、あらゆるストレスを完全に遮断するのは無理かもしれません。しかし、やり過ごせるものはやり過ごし、心身への影響や負担を最小限に抑えましょう。

ストレスを受けても貯め込まず、影響を受けにくい身体とは「冷えない身体」です。

平熱は最低でも36度台前半、36度台後半あれば理想的です。

37度は日本では「微熱」と考える人も多いようですが、36度を切るようでは危険です。

「冷えない身体」を維持するカギは「血流」です。血流が良好で体温が高めなら、多少のストレスを受けてもストレス反応は現れず、深刻な病気を引き起こすこともありません。免疫力も、自然治癒力も、フルに働いて心身の健康を守ってくれるからです。

血流は健康のインフラ、体温は健康のバロメーター。

つねに血流と体温を意識し、正常な状態に保つことを心掛けるだけで、心身の健康状態は飛躍的に変わります。

2章

血管を広げ血流をよくして健康を取り戻す

……一酸化窒素の血管拡張作用

交通事故より恐ろしい「血管事故」

２０１６年１月、消費者庁から「高齢者の入浴中の事故に注意！」というタイトルの文書がリリースされました。家庭の浴槽内で溺死する人が４８６６人もいること、この数は10年前の２００６年と比べて7割も増加していること、そのうち9割が高齢者で、事故は冬場に集中して起こっているという警告でした。

しかし、その後も溺死者は増え続け、２０１８年には５１３８人に達しています。同じ年の交通事故死者数は３９０４人ですから、高齢者にとって冬場の入浴は、自動車が往来する道路を歩くより危険ということになります。

多くの高齢者にとって、のんびりお湯に浸かって冷えた身体を温めるのは至福のリラックスタイム。まさかそんな危険が潜んでいるなど思いもよらないことでしょう。しかし、外国人のなかには「日本の浴槽は深くて溺れやすいから危険」と恐れている人が案外、多いのです。

入浴中に溺死事故が起こるのは、ほとんどがヒートショックによるものです。

「ヒートショック」とは、急激な温度変化によって血圧や脈拍が激しく変動し、身体に大きな負荷がかかることです。健康な人でも不整脈や失神などの症状を起こしやすく、高齢者や身体の弱った人では重症化することも少なくありません。

冬場の入浴中のヒートショックは、次のような状況で起こります。

どの家でも、冬になればダイニングルームやリビングルームは暖房が効いています。しかし、脱衣場や浴室にまで暖房がついている家はまだ少ない。暖かいリビングルームから寒い脱衣場に移動し、衣類を急いで脱いで裸になります。

このとき身体は急激な温度低下を感じ、身体が冷えないよう血管は縮んで血流を少なくします。それに伴い血圧は上昇します。裸の状態で冷え冷えとした浴室に入れば、さらに血圧は上昇し、頭に血が昇った状態となります。

そんな状態で「ああ、寒い！　寒い！」とばかり、熱い湯を浴びたり湯船に飛び込んだら、どうなるでしょう。今度は急激な温度上昇に直面します。血管は大急ぎで拡張し、それとともに血圧が急降下します。頭に昇っていた血がサーッと引くのです。

その結果、脳は一時的な酸欠状態に陥り、意識が薄れ、眠ってしまうような状態になるのです。体温が上がって熱中症になる人もいますが、最悪の場合は湯船に沈んで溺死してしまうのです。

ヒートショックによる死亡事故は、冬の早朝、暖房の効いた寝室を出て冷えたトイレに入ったときにも起こります。こちらは血管が縮むことで急激に血圧が上昇し、脳出血などの「血管事故」につながるケースです。

自覚症状がないまま動脈硬化は進行する

「血管事故」という言葉は聞き慣れないかもしれませんが、最近では脳出血、脳梗塞、

血管事故による死亡者数は加齢とともに増加する

主な死因別死亡の割合

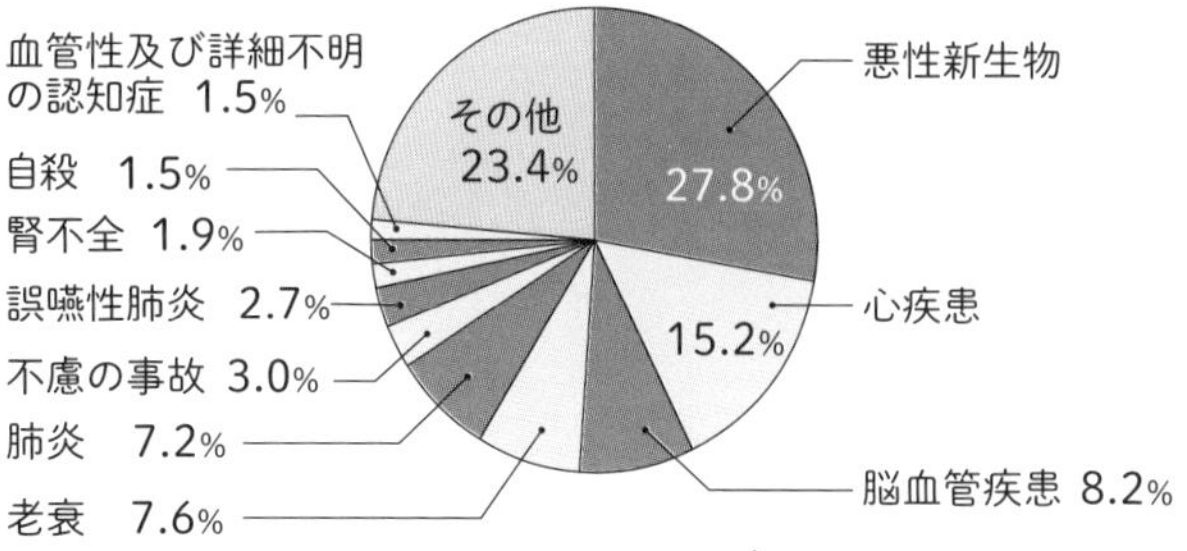

年齢別の血管事故死亡者数

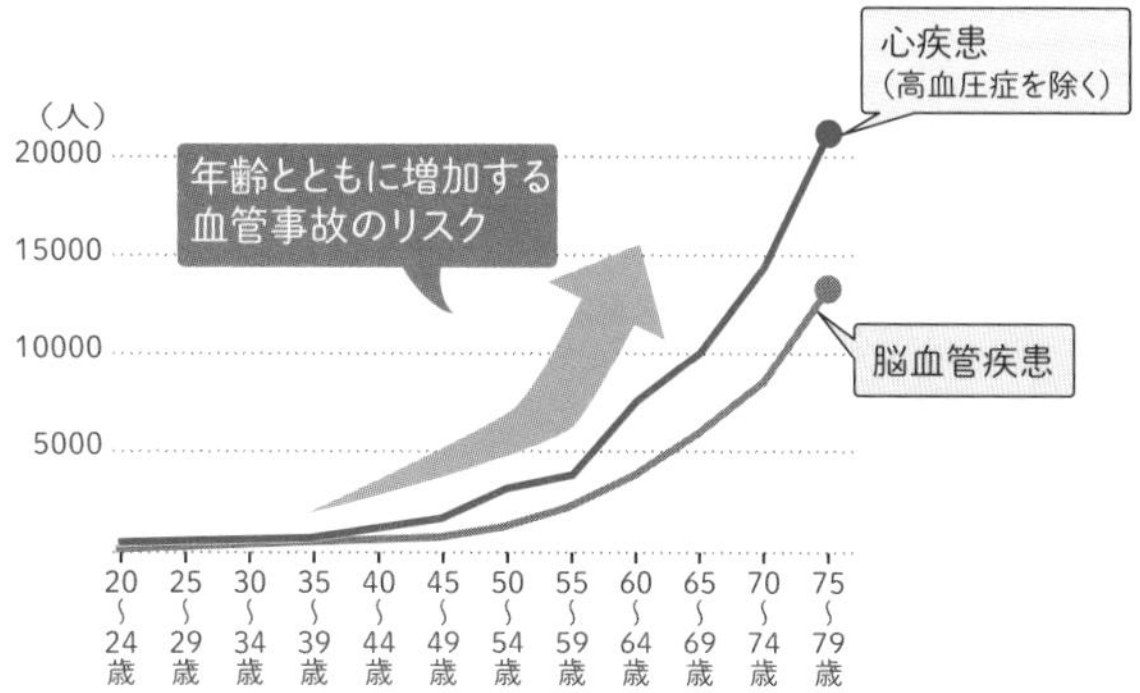

出典：2014年「厚生労働省　人口動態統計」を一部改変

加齢にともなう循環障害が
心血管疾患のリスクを上げる

心筋梗塞など、一連の血管障害で起こる病気を総称してこう呼ぶことが増えてきました。ヒートショックも血管に負担をかけることで生じます。

日本人の死因トップは悪性新生物（ガン）27・8％ですが、心疾患（15・2％）と脳血管疾患（8・2％）を合わせれば23・4％（厚生労働省：平成26年人口動態統計）。これを「血管事故」としてまとめ、ヒートショックによる事故死も加えれば、ほとんどガンに匹敵する数となります。

血管事故は50代で増え始め、年齢を重ねるにつれ増加し、65歳以降で急増します。80歳以上に限れば、ガンの死亡率をあきらかに上回ります。

加齢にともなって血管事故が起こりやすくなるのは、血管が老化し、もろく破れやすくなるためです。動脈の壁が厚く硬くなることで管が狭くなり、突然、破れたり詰まったりしやすい状態、つまり「動脈硬化」になるからです。

動脈硬化は、心臓に養分を送る大動脈や、脳、頸部、腎臓などの内臓、手足の動脈などでよく起こります。血管壁の内側にコレステロールが蓄積したり脂肪物質が沈着すると、内径はさらに狭くなります。血栓（血の塊）ができやすくなり、これにより血管が詰まると、心筋梗塞や脳梗塞が起こります。

また動脈硬化を起こしている血管にストレス、喫煙などが加わると、さらに危険です。急激な温度変化などの圧力がかかれば、脳内出血やクモ膜下出血の危険が高まります。

このように、動脈硬化は発症すると重篤な事態をもたらす危険な病気なのですが、この病気の恐ろしいところは自覚症状がないことです。早い人では30代から血管内にコレステロールや脂肪がたまり始め、無自覚・無症状のまま進行するので「サイレントキラー」とも呼ばれます。動脈硬化を抱える人は、まさに「血管事故予備軍」といえるでしょう。

ひとたび起きれば命に関わる事故になる

血流を左右する血管について、解説を続けます。

「血管」は、名前のとおり血液が流れる管ですが、役割や太さにより3種類に分けられます。動脈、静脈、毛細血管です。このなかでとくに重要なのは毛細血管です。

「毛細血管」は、60兆もある細胞の隅々にまで張り巡らされたひじょうに細い血管です。太さは5～20μm（マイクロメートル：10^{-6}メートル、0・001ミリメートル）。部位によって太さは異なりますが、いずれにせよ肉眼では見えません。全身の血管の90％以上を占め、総延長は10万kmに及びます。地球2周半に相当する長さです。

毛細血管は血液循環システムにおいて「交換」という重要な役割を担っています。壁が薄く、いろいろな物質を透過させる構造になっているため、細胞にとって必要な酸素や栄養素と、不要な二酸化炭素と老廃物を交換することができるのです。

心臓から送り出された血液は、肺動脈を通って肺に入り、新鮮な酸素を受け取ります。そして大動脈から動脈、さらに細動脈から毛細血管に入り、すべての細胞に酸素を提供し、代わりに二酸化炭素を受け取ります。そして今度は細静脈を経て静脈を流れ、肺で二酸化炭素を手放し、肺静脈を経て心臓に戻ります。

心臓から送り出されてから再び心臓に戻ってくるまで、要する時間はたった30秒というのですから、たいへんな勢いで流れていることがわかります。その血液の流れが滞ったり、詰まったりすることが、健康にとってどれほど恐ろしいことかも想像に難くないはずです。

血流が滞れば、酸素や栄養分が届かなくなります。不要な二酸化炭素や老廃物を排出することもできなくなります。それればかりか、体温は下がり、免疫システムの要である白血球も届かなくなるので、抵抗力は低下し、病気にかかりやすくなるのです。

もちろん、そんな大事な血管なので、異常が生じたときの対処システムはあります。

たとえば、末梢の毛細血管が徐々に詰まっていく程度なら、新たなバイパスを形成し、その先の細胞が壊死するのを防ぎます。

しかし、太い重要な血管が、突然、破れたり詰まったりするような大事故には対処できません。

たとえば心臓に入る冠動脈が詰まって酸素の供給が止まれば、3時間で心臓の細胞の一部が壊死して心筋梗塞が起こります。脳に至っては、わずか4分で脳細胞が壊死し、脳死の状態に陥ります。

血管事故はまさに命とり。「ヒトは血管から老いる」と言われますが、老いるどころか致命傷となるのです。

血管を広げる物質の発見でノーベル賞受賞

1998年、カリフォルニア大学ロスアンゼルス校（UCLA）のルイス・J・イグナロ博士（病理学）にノーベル医学・生理学賞が授与されました。受賞の理由は「循環器系における情報伝達物質としての一酸化窒素の発見」です。わかりやすく言うと、血管内皮で産生される一酸化窒素（NO）に、血管を拡張させ血流を促進する効果があることを発見したのです。

以来、一酸化窒素は、人間の身体を守る重要な物質として大いに注目されるようになりました。血管を広げるだけでなく、血栓の発生を抑える効果もあり、それにより血流をスムーズにし、脳梗塞や心筋梗塞、心不全などの病気を防ぎます。つまり動脈硬化などの基礎疾患を予防する作用もあるのです。

イグナロ博士も雑誌のインタビューの中で「（一酸化窒素にはすぐれた効果がたくさんあるが）どれか一つを選べと言われれば、やはり心血管・循環系の疾患から人間の身体を守ってくれる作用」「血液中や細胞内の一酸化窒素レベルが低い人は糖尿病や循環器系の疾患を発症しやすい。逆に疾患のない健康な人を診ると、一酸化窒素レベルが正常」と語っています。

血管の構造

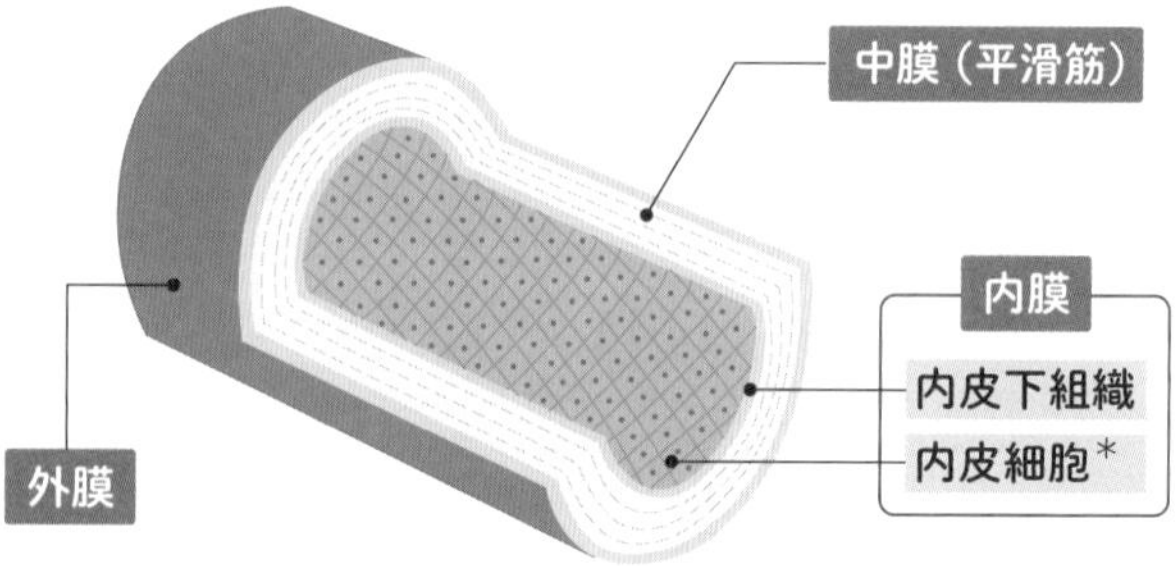

＊内皮細胞：血管の一番内側にある細胞で、血管の収縮や拡張を調整します。その働きを「血管内皮機能」といいます。

博士が発見した「一酸化窒素の血管保護作用」をわかりやすくするために、まず血管の構造について簡単に説明しましょう。

血管は外膜、中膜、内膜という3つの異なる細胞層でできています。名前のとおり、いちばん外側にあるのが「外膜」。内側が「内膜」、その間にあるのが「中膜」です。

これら細胞層の中で血管を正常に機能させる（血液が滞りなく流れる）ために重要な役割を果たすのは内膜です。血管内を流れる血液に直接、接する層であり、その細胞は「内皮細胞」と呼ばれます。内皮細胞には、血管を正常な状態に保つための「血管内皮機能」がありますが、年齢を重ねるにしたがい、あるいは生活習慣などによって、その機能は少しずつ低下します。血管は硬くなり、血液循環障害が起こりやすくなるのです。

歳とともに一酸化窒素の産生量は減っていく

血管内膜の内皮機能が低下すると、なぜ血管はもろくなるのでしょうか。実はそこに一酸化窒素が関わってきます。

一酸化窒素はもともと人間の体内、それも内膜の血管内皮で産生されます。血管の構造は動脈と静脈でやや異なりますが、一酸化窒素の産生に深く関わるのは動脈です。動脈の中膜は平滑筋と弾性線維でできていますが、内膜は血液に直接、接しているため、血液が勢いよく流れると、物理的な圧力がかかります。その刺激を受けることで、内皮細胞内の一酸化窒素合成酵素（NOS）が活性化し、アミノ酸の一種であるL－アルギニンを材料【基質】として一酸化窒素が合成されます（次ページ図参照）。合成された一酸化窒素の働きで環状グアノシン一リン酸（$cGMP$）という物質が産生され、その作用で平滑筋が弛緩し、血管が拡張するのです。

つまり、一酸化窒素こそは、心臓と血管を健康な状態に保つのに欠かせない物質なのです。

しかし、この重要な一酸化窒素は、30歳過ぎから不足気味となります。原因の一つは、加齢とともに内皮機能が低下して一酸化窒素の産生が減るためです。

もう一つは、一酸化窒素にはスーパーオキシド（超酸化物）を消去する抗酸化作用があるため、加齢とともに増える「活性酸素」を無害化するために使われてしまうからです。「活性酸素」とは、周囲の細胞を酸化させ錆させる酸素で、生体の機能を低下させ老化や病気の原因となります。

一酸化窒素が減少する過程を年代別にみると、20代を１００％として、30代では80

一酸化窒素（NO）が血管を拡張させるメカニズム

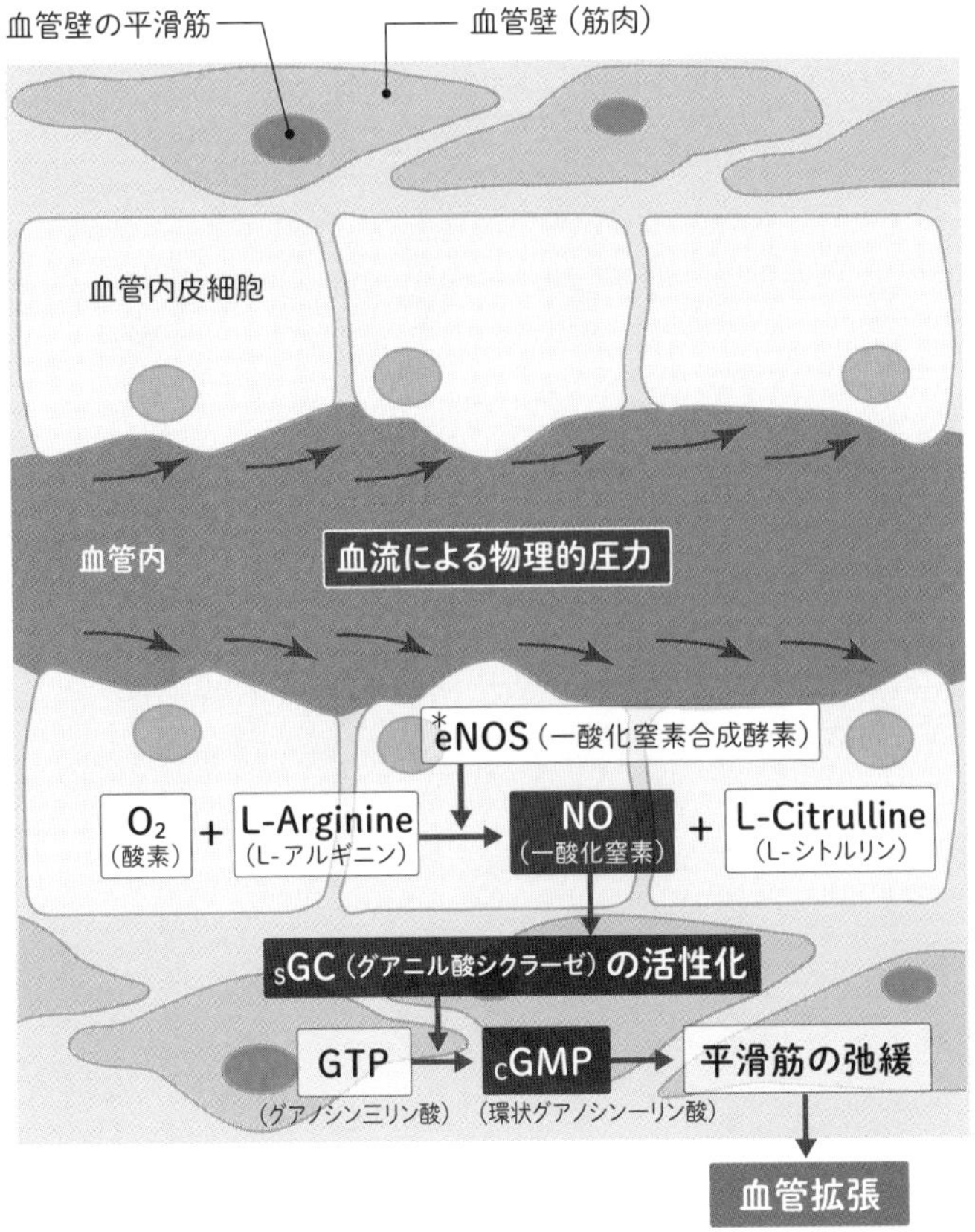

＊NOS（一酸化窒素合成酵素）のうち血管内皮型のものをeNOSと呼ぶ。

加齢による一酸化窒素の低下と起こり得る心血管疾患のリスク

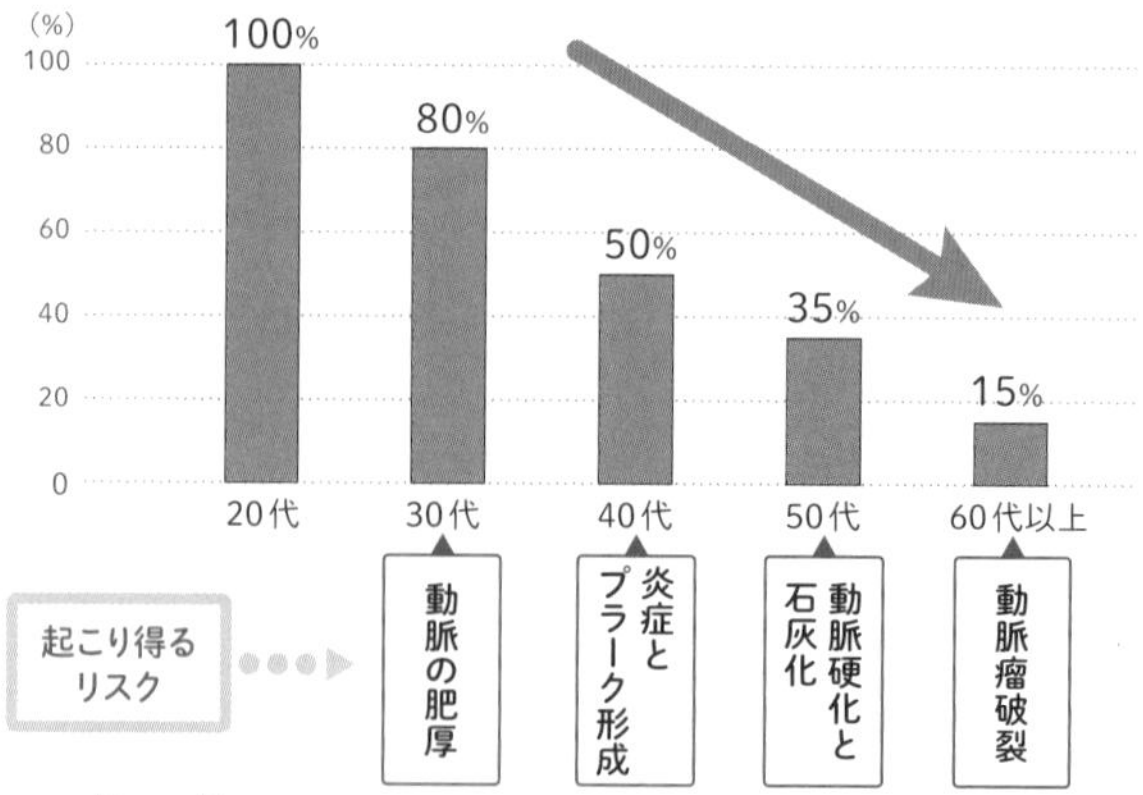

「http://athletespoweredbyno.com/age-of-your-arteries/」をもとに作成

%、40代で50%、50代で35%、60代になると、わずか15%しかありません。

つまり加齢による一酸化窒素の減少が血行障害による老化を促進し、動脈硬化や血栓など血管事故のリスクを高めるのです。

しかし逆に言えば、一酸化窒素を増やすことができれば、血管事故のリスクを減らすことができることになります。

一酸化窒素を増やす生活を心掛ければ、アンチエイジング効果や健康寿命を延ばす効果も期待できるのです。

一酸化窒素を増やす方法は実はいくつもある

一酸化窒素は血管の老化を防ぎ、健康を守る大事な物質です。血管が若々しくしなやかであれば、冷え性は改善するし、脳出血や心筋梗塞などの血管事故も起こりにくくなります。

血流がよければ、全身の細胞に十分な酸素と栄養素が行き渡ります。老廃物もたまりません。体温も高めに維持されますから、本来の免疫システムが働き、代謝も盛んに行われます。その結果、生活習慣病をはじめ、ガンやアルツハイマーなどの病気にもかかりにくくなるのです。

ただし、体内で産生される一酸化窒素の量は加齢とともに減少するので、高齢者ほど積極的に「一酸化窒素（*NO*）レベル」を高める工夫をする必要があります。

体内の一酸化窒素を高める方法を紹介しましょう。

一酸化窒素量を高める食品

アミノ酸	食品
アルギニン	大豆食品（豆腐など） 魚（カツオ、マグロ） 肉 ナッツ
シトルリン	スイカ メロン ゴーヤ クコの実
ジアリルジスルフィド	ニンニク

食事面では、L－アルギニンやL－シトルリンといったアミノ酸を多く含む食品を食べましょう。L－アルギニンは血管内皮で一酸化窒素が合成される際に材料となる物質です。L－シトルリンもその反応に関わり、一酸化窒素の産生を促進します（77ページ図参照）。

L－アルギニンを多く含む食品は、豆腐などの大豆食品、カツオ、マグロなどの魚類、肉類、ナッツ類など。L－シトルリンを多く含む食品は、スイカ、メロン、ゴーヤ、クコの実などです。

他に、ニンニクもお勧めです。ニンニ

クに含まれる有効成分からできるジアリルジスルフィドには、一酸化窒素の産生を促して血管を拡張させる効果のあることがわかっています。

これらのアミノ酸を食事だけで十分、摂取できない人のため、最近ではサプリメントも開発されています。

サプリメントを選ぶときは、L－アルギニン、L－シトルリンだけでなく、抗酸化成分、葉酸などが一つになっているものが有効です。ビタミン類も活性酸素の除去に役立ちますから、併用するとよいでしょう。

サプリメントとしてよく見かけるマカは、南米に自生するアブラナ科の植物で、根にアルギニンなどのアミノ酸を多く含んでいます。

しじみに多く含まれるオルニチンも、L－アルギニンの代謝においては重要な役割を果たします。そのためL－アルギニンと一緒に配合されているサプリメントも市販されています。

ちなみに、バイアグラなどのED治療薬（PDE5阻害剤）にも血管を拡張して血流をよくする作用があります。

77ページ図に示したように血管内皮細胞内にあるcGMP（環状グアノシン一リン酸）という物質には、平滑筋を弛緩させる働きがあります。一酸化窒素はこのcGMPの産生に関わっています。だからこそ一酸化窒素が増えると血管が拡張して、血流がアップするのですが、PDE5にはこのcGMPを分解してしまう作用があります。cGMPがなくなってしまえば、いくら一酸化窒素が増えても血管拡張の効果が限られてしまいます。

EDの治療薬であるPDE5阻害剤は、その名のとおりPDE5によるcGMPの分解を邪魔する薬です。この阻害薬によりcGMPは本来の作用どおり平滑筋を弛緩させ、血流を促進することになるのです。

なお、一酸化窒素量に大きな役割を果たす毛細血管は、加齢や障害によりダメージを受けたとしても再生することができます。毛細血管の修復・再生に影響するのはホルモンです。

毛細血管の修復・再生に関わるホルモン

アルドステロン 副腎皮質ホルモン	明け方に分泌され交感神経を優位にし、覚醒を促す。脂肪燃焼効果も。
コチゾール 交感神経アップホルモン	ストレスがかかると分泌され、交感神経を活性化。生活リズムを作る。
成長ホルモン 毛細血管修復ホルモン	細胞や組織の成長、再生を助ける。就寝後2〜3時間に最も多く分泌。
オキシトシン やる気ホルモン	幸福感や愛情、やる気に関わり、スキンシップなどで分泌が増える。
メラトニン 睡眠ホルモン	眠りを誘う。朝日を浴びて15〜16時間後に最も多く分泌。
セロトニン 幸せホルモン	神経伝達物質の一種。脳内では幸福感を生む。メラトニンの原料。
インスリン 血糖コントロールホルモン	血糖値の上昇は血管に悪影響。血液中の糖を処理するホルモン。
プロスタグランジン 動脈硬化予防ホルモン	動脈硬化を起こす誘導型の一酸化窒素合成酵素や血管収縮物質を抑制。

体内で作られるホルモンは100種類以上ありますが、血管再生に影響するのは83ページにある8つのホルモンです。とくに成長ホルモンは人が眠っている間に筋肉や骨などの組織を成長させたり再生します。いわば健康維持に欠かせないホルモンと言えるでしょう。

成長ホルモンは就寝後3時間くらいの深い睡眠中に多く分泌されます。睡眠の質が良ければ、より多く分泌されます。ちなみに質の良い睡眠のためにはメラトニンというホルモンが力を発揮します。メラトニンには血管の酸化を防ぐ働きもあります。

いずれにせよホルモンの分泌には睡眠が大きく関わっています。良い睡眠がホルモンの分泌を促し、それが血管の修復・再生に役立つということです。

おススメは安価で簡単、しかも気持ちのいい入浴

有酸素運動も効果があります。ウォーキング、ジョギング、水泳、サイクリング、

エアロビクスなど、比較的、軽めの有酸素運動を20分以上続けると、血液中の一酸化窒素が増えることがわかっています。

1日20分以上の有酸素運動を週に3、4回行った場合、何もしない場合と比べ、一酸化窒素レベルが10倍にも達します。

しかし、たとえ20分といえ、1日中働いて帰宅した後、ふたたび外に出てウォーキングやジョギングをするのは容易なことではありません。水泳やエアロビクスをするためにジムに通えば、費用もかかります。

費用もかからず、簡単で、しかも気持ちよくさせてくれる方法が入浴です。

日本人は古くから銭湯や家風呂、そして温泉などでお湯に浸かり、疲れやストレスを癒してきました。世界の最長寿国の日本人の健康は、風呂や温泉と無縁ではありえなかったのです。

日本の入浴文化は6世紀、聖徳太子の時代に始まります。当時、渡来した仏教の教えに、身を清めて病を遠ざける「沐浴の功徳」があったため、寺院が浴堂を備えるようになりました。病人などを招いて入浴させる「施浴」も広く行われていたようです。奈良の東大寺や法華寺には、今でも大きな浴堂が残っています。

平安時代に入ると、京都に「湯屋」、今で言う銭湯のような施設が登場します。室町時代には、有力者が自宅に内湯を構えて来客を接待するようになり、江戸時代には街中の銭湯が庶民の社交場となりました。

一方、温泉の歴史がいつから始まったかはわかっていません。火山国である日本では、温泉自体は数万年も前から湧き出していたはずです。大分県の別府温泉では5万年前から湯が湧いていたそうです。

人間がいつから温泉に浸かっていたかはわかりません。しかし、石器時代の遺跡から温泉を利用していた痕跡が見つかっているそうですから、古代の頃から利用していたことは間違いないでしょう。

日本でもっとも古い書物とされる奈良時代の『古事記』（712年）や『日本書紀』

（720年）、『風土記』にも、温泉に関する記述があります。それらの記述から愛媛県の道後温泉、和歌山県の白浜温泉、兵庫県の有馬温泉が「三古湯」と呼ばれています。

いずれにしても、日本は世界に冠たる温泉国です。温泉はアジアやヨーロッパ、北アメリカを中心にして世界中に分布していますが、日本には突出して密集しています。なにしろ源泉は2万7000以上あり、温泉を中心として発達した保養地や観光地も大小合わせて3000カ所以上あるのです。

そうした風呂や温泉は、日本人にとって、ただ身体を洗うための場ではありませんでした。身体を温めることで血行を促進し、心身をリラックスさせ、病気を防ぎ、癒す目的があったのです。古代の人々に生理学や病理学の知識はなくても、お湯に浸かれば疲れがとれる、病気が治るなどの効果があることがわかっていたのでしょう。

とくに温泉の場合は、湧き出る湯の成分によって効用もさまざまであり、特定の疾病を治癒するため、決まった湯治場に長逗留する習慣もありました。

長湯温泉に代表される重炭酸温浴の効果

湯治場の温泉のように、一定の成分を多く含み、療養に適している温泉は「療養泉」と呼ばれます。

温泉の分類はいろいろありますが、環境省は成分に応じて、指針となる「適応症」を定めています。適応症は一般的適応症と各泉質別適応症に分かれていますが、すべての療養泉に共通する「一般的適応症」は、89ページ表にある12項目です。

これらは原則としてすべて研究結果などに基づいて定められたものですが、温泉に入るだけで病気が治癒するわけではありません。

一方、1948年に公布された温泉法（2014年改正）では、療養泉を90ページ表のように分類しています。

一酸化窒素の産生という点から見て気になるのは、二酸化炭素泉。俗に言う「炭

「療養泉」はこんな症状に効用がある
―― 環境省が定める「療養泉」の12の適応症 ――

①	**筋肉、関節の慢性的な痛み、こわばり** (関節リウマチ、変形性関節症、腰痛症、神経痛、五十肩、打撲、捻挫などの慢性期)
②	**運動麻痺による筋肉のこわばり**
③	**冷え性、末梢循環障害**
④	**胃腸機能の低下** (胃がもたれる、腸にガスがたまるなど)
⑤	**軽症高血圧**
⑥	**耐糖能異常** (糖尿病)
⑦	**軽い高コレステロール血症**
⑧	**軽い喘息、肺気腫**
⑨	**痔の痛み**
⑩	**自律神経不安定症、ストレスによる諸症状** (睡眠障害、うつ状態など)
⑪	**病後回復期**
⑫	**疲労回復、健康増進** (生活習慣病改善など)

温泉法による適応症の分類

掲示用泉質	浴用	飲用
単純温泉	自律神経不安定症、不眠症、うつ状態	–
塩化物泉	きりきず、末梢循環障害、冷え性、うつ状態、皮膚乾燥症	萎縮性胃炎、便秘
炭酸水素塩泉	きりきず、末梢循環障害、冷え性、皮膚乾燥症	胃十二指腸潰瘍、逆流性食道炎、耐糖能異常（糖尿病）、高尿酸血症（痛風）
硫酸塩泉	塩化物泉に同じ	胆道系機能障害、高コレステロール血症、便秘
二酸化炭素泉	きりきず、末梢循環障害、冷え性、自律神経不安定症	胃腸機能低下
含鉄泉	–	鉄欠乏性貧血
酸性泉	アトピー性皮膚炎、尋常性乾癬、耐糖能異常（糖尿病）、表皮化膿症	–
含よう素泉	–	高コレステロール血症
硫黄泉	アトピー性皮膚炎、尋常性乾癬、慢性湿疹、表皮化膿症（硫化水素型については末梢循環障害を加える）	耐糖能異常（糖尿病）、高コレステロール血症
放射能泉	高尿酸血症（痛風）、関節リウマチ、強直性脊椎炎など	
上記のうち二つ以上に該当する場合	該当するすべての適応症	該当するすべての適応症

酸泉」です。お湯に浸かると肌に細かい炭酸の泡が付着するところが特徴的で、天然温泉としては大分県の白水鉱泉や長湯温泉、青森県のみちのく温泉などがあります。

しかし、血行促進効果という点から考えると、「炭酸泉」では少々、物足りない部分があります。一酸化窒素の作用による本来の血管拡張効果が期待できるのは、単なる「炭酸泉」ではなく、実は「重炭酸泉」だからです。

次章では、人工炭酸泉や市販の入浴剤と天然炭酸泉との違い、炭酸泉と重炭酸泉の違い、そして重炭酸泉の効能などについて説明します。

3章

重炭酸温浴が身体にいい理由

……重炭酸イオンが血管を拡張するメカニズム

「炭酸泉」を知っていますか？

前章の文末で述べたように、日本では二酸化炭素泉が「炭酸泉」として親しまれています。多くの人が抱く炭酸泉のイメージは、お湯に浸かるとラムネやシャンパンのような細かい気泡が肌に着くものではないでしょうか。そのため炭酸泉は「ラムネの湯」などと呼ばれることもあります。

炭酸泉はお湯に二酸化炭素が溶け込んだもので、基本的にはハイボールなどに使われる飲用の炭酸水と同じです。水に溶けた二酸化炭素を「遊離炭酸」と呼びます。「遊離」とはイオン化（解離）していないという意味であり、いわゆる「炭酸ガス」のことです。

市販されている炭酸水の多くは、水に二酸化炭素を溶かし込んだものですが、炭酸水は自然界にも湧水や温泉として豊富に存在します。地底から噴出した二酸化炭素

（炭酸ガス）が地下水に溶け出しているのです。

ちなみに温泉のなかで1kg（1ℓ）中に二酸化炭素を0・25g（濃度250ppm＝パーツ・パー・ミリオン：100万分の1）以上含む温泉や鉱泉を「二酸化炭素泉」、1g（1000ppm）以上含むものを「高濃度炭酸泉」と呼びます。「身体が温まる」とか「肌がきれいになる」などの入浴効果は、濃度が高いほど高まると考えられています。

残念ながら、日本では天然の炭酸泉は珍しく、温泉全体の1％にも及びません。日本に炭酸泉が少ない理由は、活火山が多く源泉の温度が高いためです。後ほど説明しますが、気体（炭酸ガス）は高温になるほど分子活動が活発になり、水から飛び出して気体となるからです。これに対しヨーロッパでは沈静化した火山が多く、炭酸ガスが水に溶け込んだままの炭酸泉が発生しやすいのです。

数少ない天然炭酸泉の代表が大分県の長湯温泉、福島県の玉梨温泉などです。それらの源泉を訪ねてみると、深い井戸の底から炭酸ガスの泡が湧き上がってくるのを見

入浴剤・人工炭酸泉と天然炭酸泉の違い

	家庭用入浴剤	人工炭酸泉	天然炭酸泉
二酸化炭素（CO_2）溶存量	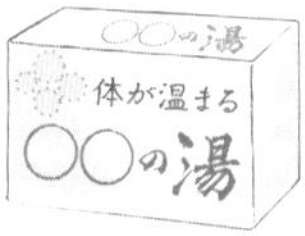 溶存CO_2量 20～100ppm	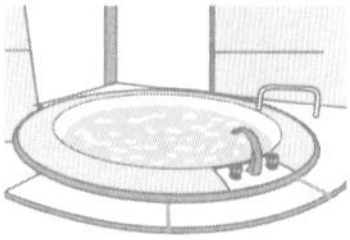 フィルター技術によりCO_2を濃縮 溶存CO_2量 1000～1200ppm	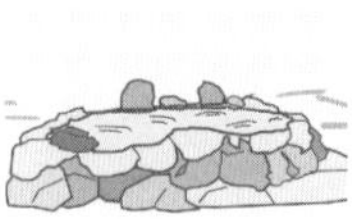 自然の炭酸泉 溶存CO_2量 1300～数千ppm
水素イオン濃度（PH）	弱酸性	弱酸性	中性 （地下水のミネラル成分により中和される泉質が多い）

＊天然炭酸泉は二酸化炭素（CO_2）の濃度が高くPHが中性

ることができます。

天然の炭酸泉が少ない一方、広く普及したのが人工炭酸泉です。

１９８０年代に発泡入浴剤が発売され、自宅の浴槽で手軽に炭酸泉入浴が楽しめるようになりました。１９９７年には炭酸ガスの発生装置が開発され、銭湯や医療機関、介護施設、エステティックサロンなどで今も使われています。

しかし、発泡入浴剤を入れたお湯の二酸化炭素含有量は１００ｐｐｍ以下です。銭湯などの人工炭酸泉では、フィルター技術を用いて二酸化炭素を濃縮しているものの、それでも１０００～１２００ｐｐｍ。１３００～数千ｐｐｍとも言われる自然の炭酸泉と比べると、やはり物足りなさは否めません。

さらに重要なのは水素イオン濃度（ｐＨ）です。発泡入浴剤を入れたお湯や人工炭酸泉の水素イオン濃度を調べると、どちらも弱酸性となります。これに対し自然の炭酸泉は中性なのです。

実はこの違いこそが重要です。２章で説明した一酸化窒素の血管拡張効果に関わってくるのがこの水素イオン濃度だからです。

医療行為として認知されているヨーロッパの温泉

温泉文化に関しては日本に勝るとも劣らない歴史をもつ、ヨーロッパの温泉事情を紹介します。

ヨーロッパの温泉保養地としては、イギリスのバース、ベルギーのスパ、ハンガリーのブダペスト、そしてドイツのバーデン・バーデンやバート・ノイエンアールなどが広く知られ、世界中から観光客が訪れます。

ヨーロッパの温泉の利用法は日本のようにお湯に浸かるのと違い、「飲泉」が一般的です。いまでは日本人も天然のミネラルウォーターを飲みますが、ヨーロッパの飲泉では医療目的がより明確だったのです。例外的に「入浴施設」として発達したのが、スパやブダペスト、そしてドイツの温泉でした。

ドイツ南西部にあるバーデン・バーデンは、ヨーロッパ屈指の温泉療養地です。市内には温度や成分の異なる温泉が13種類もあり、世界中から王侯貴族や著名人が集まりました。

ドイツ国内には、こうした大規模な温泉リゾートのほか、普通の町中にも「クアオルト」と呼ばれる温泉保養施設がたくさんあります。しかもクアオルトの利用は健康保険の対象。「医療」として認められているのです。地元の人々は病気の治療や予防、病後の保養、日頃の健康管理などのため、日常生活の一部として気軽に利用しています。

バーデン・バーデンやバート・ノイエンアールなどの療養施設には医師も常駐していますから、心臓病など重篤な病気を抱える人も安心して利用できます。


これらの温泉には、共通する要素がいくつかあります。

まず、総じて湯温が低いこと。35度前後が多いのですが、バート・ノイエンアールではなんと31度の温泉もあります。

日本人の感覚では「そんなぬるいお湯では風邪をひいてしまう」と思うでしょうが、のぼせることもなく、いつまでも長湯できるため、身体が芯から温まるといわれています。地元の人たちは真冬で雪が舞うような日にでも、平気で野外の温泉に入るのです。

ドイツの温泉の第二の特徴は二酸化炭素の濃度が高いことです。療養泉では100

0～1200ppmが普通ですから、日本の基準で言えば「高濃度炭酸泉」です。

さらに、第三の特徴として、水素イオン濃度（pH）が中性です。つまり、大分の長湯温泉など日本の代表的な炭酸泉の湯質と同じなのです。

湯温が低く、二酸化炭素の濃度が高く、水素イオン濃度が中性――。

これらの条件がそろうと、ある現象が起こります。水に溶けた二酸化炭素は炭酸（H_2CO_3）となっていますが、水素イオン濃度（pH）が高くなる（酸性からアルカリ性に傾く）につれ「重炭酸イオン（炭酸水素イオン：HCO_3^-）」と水素イオン（H^+）に解離していきます（$H_2CO_3 \rightarrow HCO_3^- + H^+$）。ちなみにさらにアルカリ性になると、すべてが炭酸イオンになることもあります（$HCO_3^- \rightarrow CO_3^{2-} + H^+$：107ページ参照）。

つまり、普通の炭酸泉はその名のとおり弱酸性の温泉なのに対し、重炭酸泉は中性からアルカリ性の温泉で炭酸水素イオンがお湯の中に多く存在しているのです。

ドイツのバーデン・バーデンや大分県の長湯温泉など、高い効能を誇る自然炭酸泉の有効成分も、じつは重炭酸イオンということがわかっています。

効能があるのは二酸化炭素（炭酸ガス）ではなく重炭酸イオン

炭酸ガスが発泡するだけの人工の炭酸泉と、重炭酸イオンが存在する自然の炭酸泉は、どこがどのように異なるのでしょうか。

まず炭酸ガスと違って、重炭酸イオンは空気中に飛散しにくいという性質があります。スーパーなどで市販されている発泡入浴剤をお風呂に入れると、最初は勢いよく気泡が立ちます。しかし、炭酸ガスは数分で空気中に飛散し、泡が消えたお湯には人工的につけられた色と匂いのお湯以外、何も残りません。一方、重炭酸イオンは飛散することもなく、24時間以上、安定して湯中に残ります。

ここで注目したいのが、お湯の温度です。湯温が高過ぎると、炭酸ガスは重炭酸イ

炭酸ガスと重炭酸イオンの違い

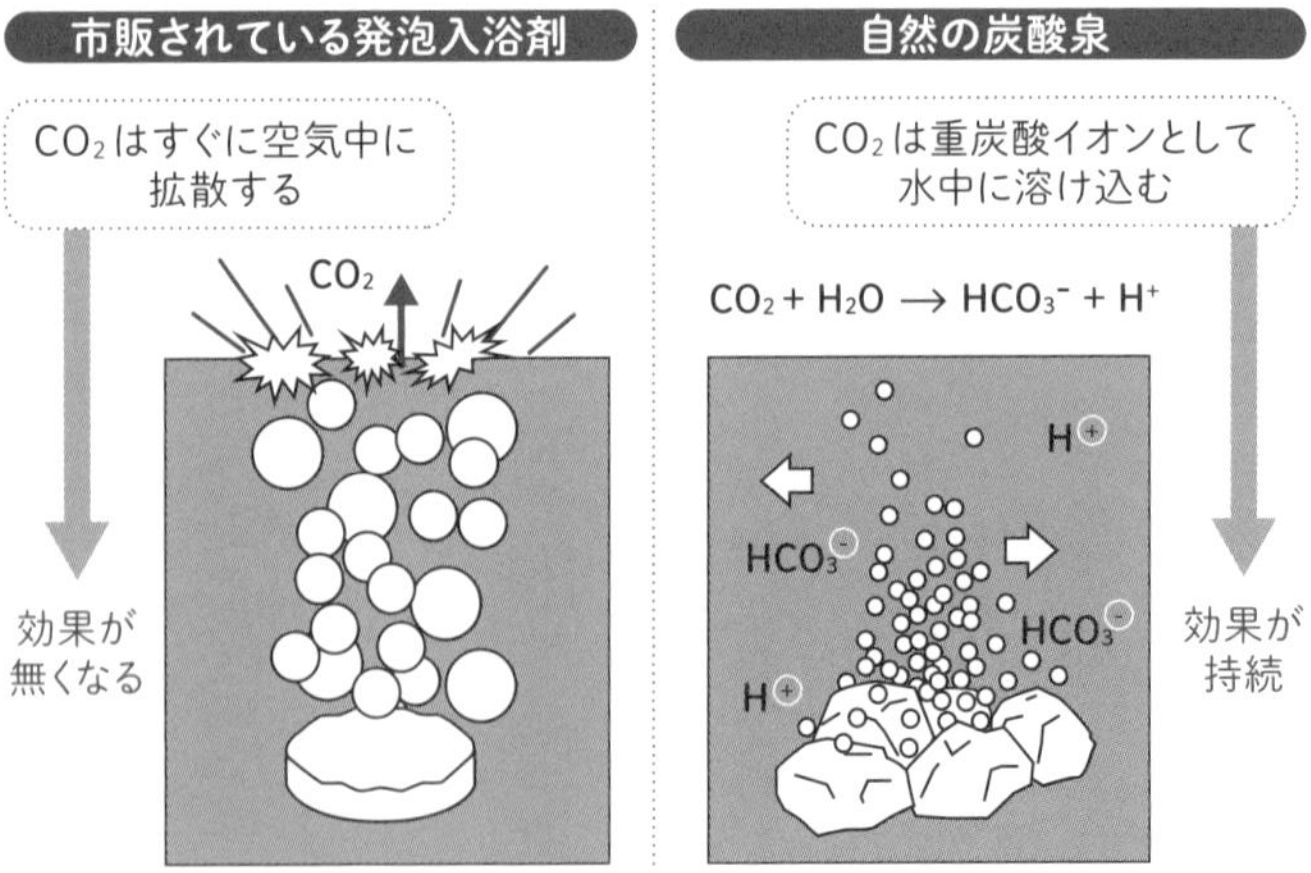

オンに変わる効率が悪くなります。

一般に気体の溶解度は低温ほど高く、高温になるほど低くなります。これは高温になるほど分子の活動が激しくなり、溶液から飛び出し気体となるからです。

炭酸ガスの飽和溶解度は、0度の水では1ℓあたり3400㎎。つまり3400㎎まで溶け込むことができるのですが、40度では1000㎎、50度になると900㎎まで減少します。

しかし、炭酸ガスの溶解度が高いからといって、0度や10度の冷たい水に入浴することはできません。一方、40度を超える温泉では熱すぎます。35度前後のお湯が最適なのです。

湯温の次に注目すべきはｐＨ（水素イオン濃度）です。

重炭酸イオンが多く含まれる自然の炭酸泉は、かならず中性です。一方、人工の炭酸泉は水道水を使っているので弱酸性（地域によっては中性に近い水道水もある）のため重炭酸イオンはわずかしか存在しません。

ドイツの温泉療養地やクアオルトは、地底から湧き出すお湯の二酸化炭素濃度が高く、湯温も低く、ｐＨも中性という三条件を満たしたことで、重炭酸イオンが高濃度に存在する温泉療養地として発展することができたのです。

日本に目を向けると、もともと数少ない炭酸泉のなかでも、圧倒的な高濃度で知られるのが大分県竹田市の長湯温泉です。その特殊な泉質の効能は古くから知られ、「心臓胃腸に血の薬」「奇跡の湯」などと称えられてきました。

１９８９年には、二酸化炭素濃度、湯の温度、湧出量などの総合評価で「日本一の炭酸泉」に認定されています。

長湯温泉の関係者は25年も前からドイツの温泉保養地と友好都市として交流を結び、温泉療養の普及や理解度アップに努めてきました。

こうした経緯もあって、２０１１年にはドイツの制度を参考にした「温泉療養保険制度」が発足。厚生労働省が定める条件を満たせば温泉施設の利用料金が医療費控除の対象となり、給付金が支給されるようになりました。長湯温泉も２０１５年に「竹田温泉群」として「国民保養温泉地」に認定されています。２０１９年春には日本初の重炭酸温浴法療養施設として「長湯クアハウス」が誕生し、社員の健康維持に取り組む企業が多いに活用しています。

重炭酸イオン湯だとなぜ身体が温まるのか？

長湯温泉のお湯も、ドイツの炭酸泉と同様、湯温がぬるめです。長湯温泉には36の源泉があり、実際の温度は25度前後から50度前後までさまざまです。たとえば、公衆浴場のうち「御前湯」では46度ありますが、ラムネ温泉館では32度です。

前述したように、二酸化炭素は湯温が低いほどお湯によく溶け、PHがアルカリ性に傾くほど重炭酸イオンに変わる効率が高まります。したがって、40度以下のぬるいお湯に重炭酸イオンが多く含まれるのは当然として、なぜ30度台前半のぬるいお湯に浸かっていても身体が温まり、病気の治癒や予防に効果があるのでしょうか。

これこそが一酸化窒素による血管拡張作用があるからです。2章で一酸化窒素が血管拡張に作用する物質であることを説明した際に、一酸化窒素の産生を促すそもそもの働きかけは血管内を流れる血液が勢いを増すという物理的な圧力による刺激でした（76ページ参照）。これに対し本章で紹介している血管拡張作用は、重炭酸イオンによる生化学的なメカニズムによる一酸化窒素の産生作用ということがいえます。

107ページの図版にあるように二酸化炭素はPHが酸性だと炭酸ガスが水に溶けただけです。これに対しPHが中性になると二酸化炭素は重炭酸イオンに解離します。ちなみに血管や血液も同じ中性です。そのため、重炭酸イオンが溶け込んだお湯に浸かると、重炭酸イオンは皮脂腺から毛細血管を通じ経皮吸収されるメカニズムが想定されています。さらに同じ中性の血管内にもたやすく浸透し、血液に溶け込むことができるのです。

さて、重炭酸イオンによる血管拡張のメカニズムをご説明いたしましょう。重炭酸イオンが血管内皮細胞に達すると、様々な機序により一酸化窒素合成酵素（*NOS*）のリン酸化を介して一酸化窒素の産生を促します（108ページ参照）。このあとは2章で述べたことと同じように一酸化窒素が平滑筋を弛緩させ、これにより血管は拡張し、血流が増えるのです。

このような反応が起きるのは、人間の身体に生体恒常機能が備わっているからです。

水に溶けた二酸化炭素はPHによって3種類に分かれる

炭酸科学種

酸　性：H_2CO_3（炭酸①）

中　性：HCO_3^-（重炭酸イオン②）

アルカリ性：CO_3^{2-}（炭酸イオン③）

溶存二酸化炭素とpHの関係

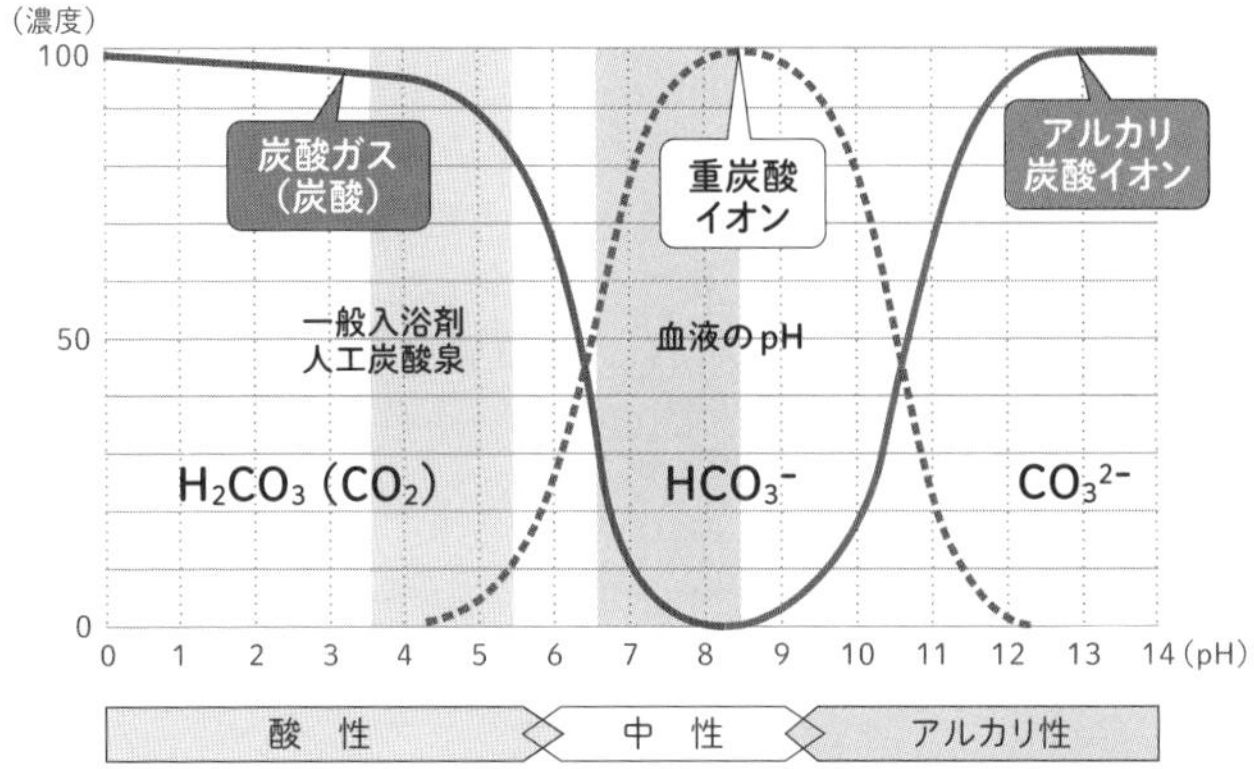

*日本工業標準分析法：pHに対する全炭酸の濃度分布

$CO_2 + H_2O \leftrightarrow H_2CO_3$	① 炭酸ガスが水に溶けて炭酸をつくる反応
$H_2CO_3 \leftrightarrow H^+ + HCO_3^-$	② 炭酸が炭酸水素イオンに解離する反応
$HCO_3^- \leftrightarrow H^+ + CO_3^{2-}$	③ 炭酸水素イオンが炭酸イオンに解離する反応

重炭酸イオンの浸透のしかた

イオン型の薬剤は毛穴や汗腺などを介して毛細血管まで浸透する。重炭酸イオンも同様と考える。

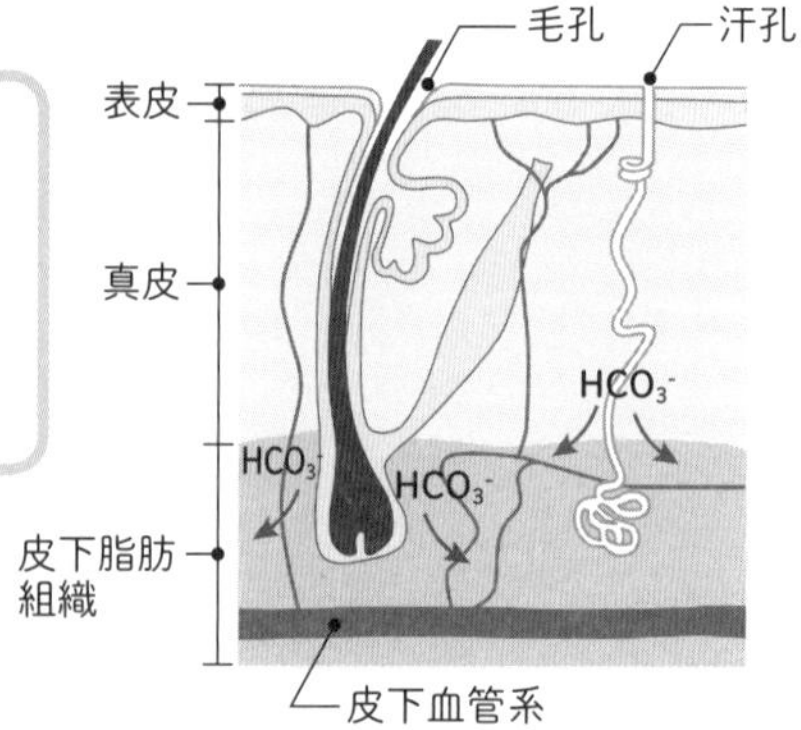

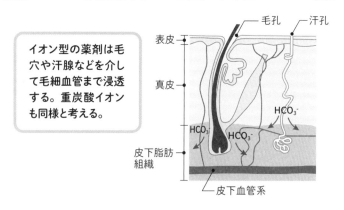

重炭酸イオンによる血行促進効果のメカニズム

――毛穴などから浸透した重炭酸イオンが一酸化窒素の産生を促す――

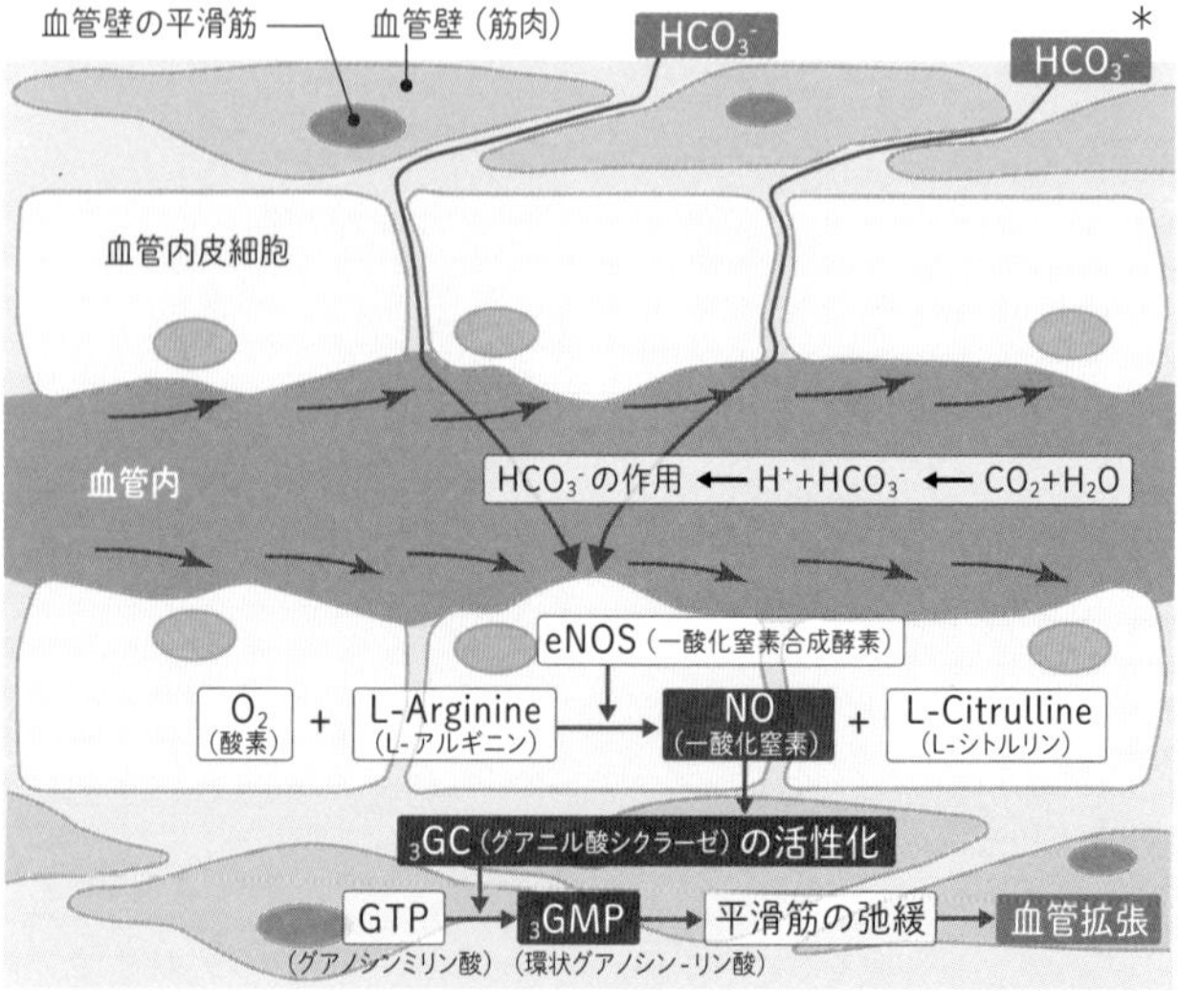

＊重炭酸イオンは毛穴や汗腺などの付属器官経路を通じて毛細血管まで浸透する

「生体恒常性（ホメオスタシス）」とは、気温や湿度といった外部の環境の変化に関わらず、身体が体温、血糖値、血液成分などを一定に保とうとする体内反応のことです。血液中の重炭酸イオン濃度が高まったときも、血液中の水素イオン濃度が変わるのを防ぐため、身体は自動的に血管を広げて血流を上げ、酸素をより多く取り込もうとします。

つまり、重炭酸イオンのお湯に浸かることで、生体恒常機能のスイッチがＯＮになり、血流が増えるのです。

2章でお話したように、一酸化窒素こそは血管を拡張させ、血流をアップするのに欠かせない物質です。血管が2倍に広がれば、血流は4倍流れることになります。血管が広がって血液が勢いよく流れれば、温かい血液が体内を勢いよくかけ巡るわけですから、体温は自然と上がります。

重炭酸イオンのお湯で、湯温が低くても身体がぽかぽかと温かくなるのはこのためです。血流が速まっても、血管が拡がっているため、心臓などに負担をかけることはありません。血圧や脈拍は低いままなので安全です。

そして、血流がよくなれば、全身の細胞に新鮮な酸素や栄養素が行き渡り、老廃物は効率よく除去されますから、免疫力も、抵抗力も、自然治癒力も高まります。ストレスは軽減し、心身ともに健康な状態を取り戻すことができるのです。

重炭酸温浴を自宅で楽しむ

これほどすぐれた効能をもつお湯なら、誰でも毎日、浸かりたいと思うでしょう。日本には古くから「湯治」の習慣がありました。病気や怪我の治療、回復、予防などの目的で、効能があるとされる温泉に逗留し、入浴したりお湯を飲んだりするのです。日帰りもありますが、基本的には1週間以上。十分な効果を得るには4週間以上の滞在が必要と言われています。

しかし、何度も紹介している長湯温泉があるのは九州の大分県です。本州以東の人にとっては、日帰りは容易ではありません。

重炭酸温浴を家庭でも楽しめる入浴剤があればいいのですが、市販されているものは、炭酸ガスのもの。発泡が終われば効能も消えてしまいます。

しかし重炭酸イオンを化学的に発生させる方法は、実は医学研究者の間では以前から知られていました。重炭酸イオンの有効性に言及した論文が米国の医学誌に数多く掲載されていたからです。水に重曹（炭酸水素ナトリウム）とクエン酸を加えれば、簡単に炭酸水がつくれ温浴も楽しめるのです（次ページ図参照）。

私自身、重炭酸温浴を自宅で再現したいと思い、お湯に重曹とクエン酸を入れてみたことがあります。混ぜたあとのお湯を中性にするために、アルカリ性の重曹と酸性のクエン酸の割合を考えながら混ぜるとともに、炭酸ガスが発生するか確認しました。たしかに炭酸ガスの泡は発生しました。しかし発泡は一瞬にして終わり、炭酸ガスは

重曹とクエン酸による重炭酸温浴

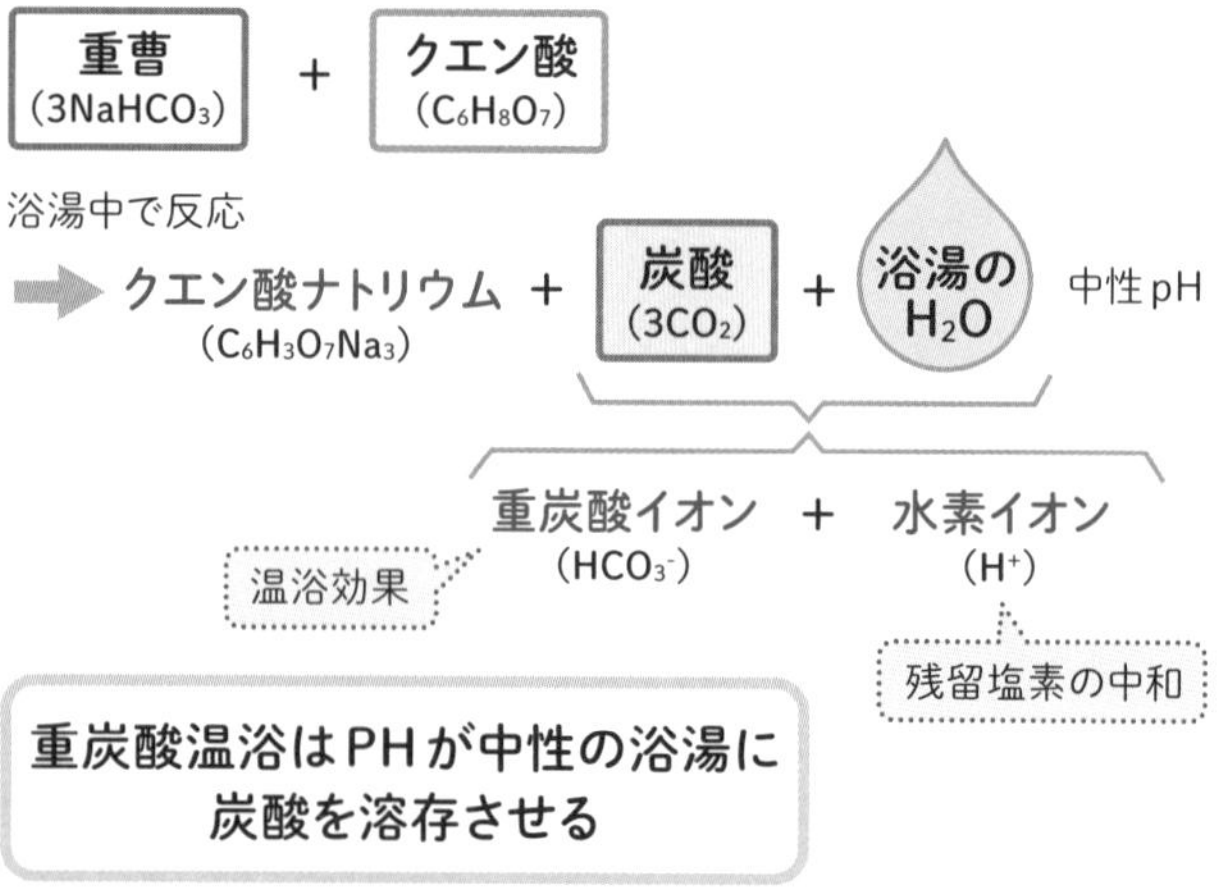

すぐに空中に飛散してしまうので、両者を少量ずつ入れなければなりませんでした。

ところが最近になり、意外な技術がこれを可能にしました。開発に成功したのは、大手写真フィルムメーカーの技術者だった小星重治氏です。

重曹とクエン酸をお湯に入れ、化学反応を起こすようコントロールするには、タブレット状に固める必要があります。しかし、ただ固めるだけでは、勝手に反応して発泡し始めたり、時には梱包の袋を破裂させるような急激な反応を示すこともありました。

そこで小星氏は、自らの経験を活かし、特殊な方法でタブレット化を考えたのです。写真フィルム製造技術の一つ「マイクロカプセル造粒法」の応用です。「マイクロカプセル」というのは微小な粒子をコーティングする技術のことで、薬品業界や食品業界で広く使われています。たとえば、薬の苦みを抑えたり、胃での消化を弛める錠剤の開発などです。

小星氏は重曹とクエン酸をフィルム膜でコーティングしたうえで一緒に圧縮成型する方法を考え出しました。ただしコーティングするフィルム膜の厚さを変えることで重曹とクエン酸の発泡するタイミングをずらし、一気に混じることのないようにしたのです（重曹を厚くし、クエン酸を薄くする）。

タブレットを浴槽に入れると、炭酸ガスの発泡が始まります。まずフィルム膜の薄

マイクロカプセル造粒法によるタブレットの開発

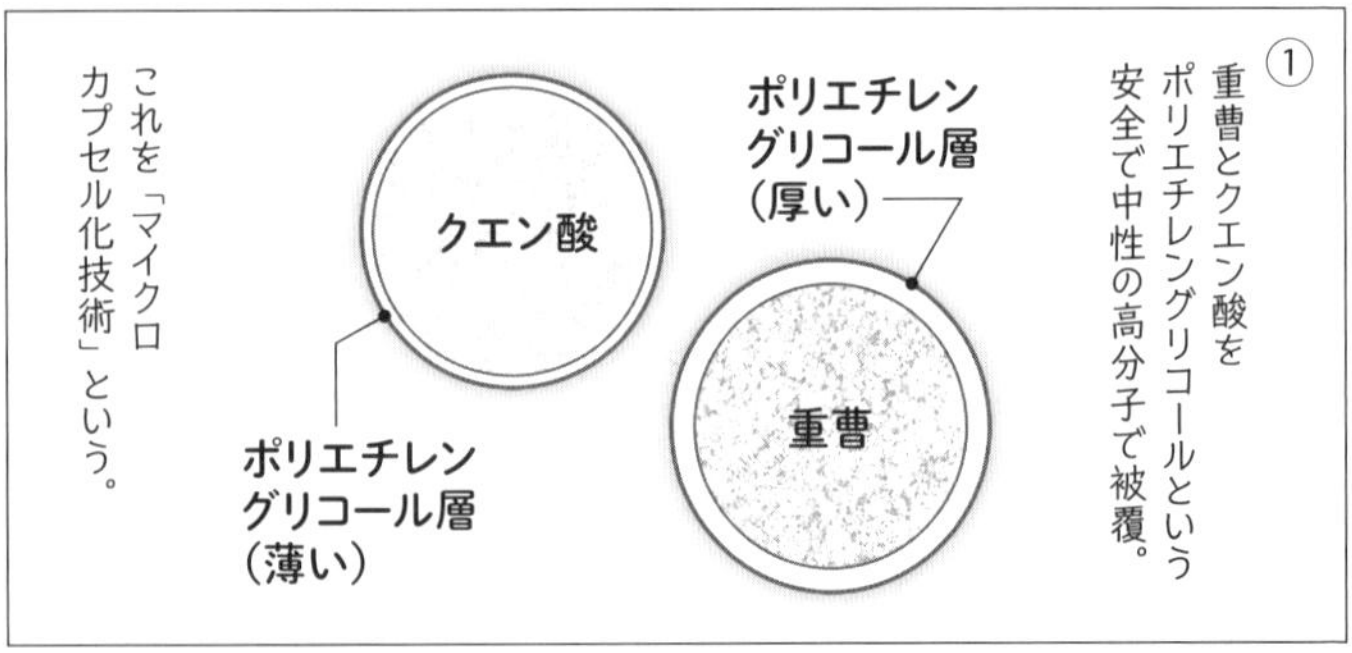
①
重曹とクエン酸をポリエチレングリコールという安全で中性の高分子で被覆。
ポリエチレングリコール層（厚い）
クエン酸
重曹
ポリエチレングリコール層（薄い）
これを「マイクロカプセル化技術」という。

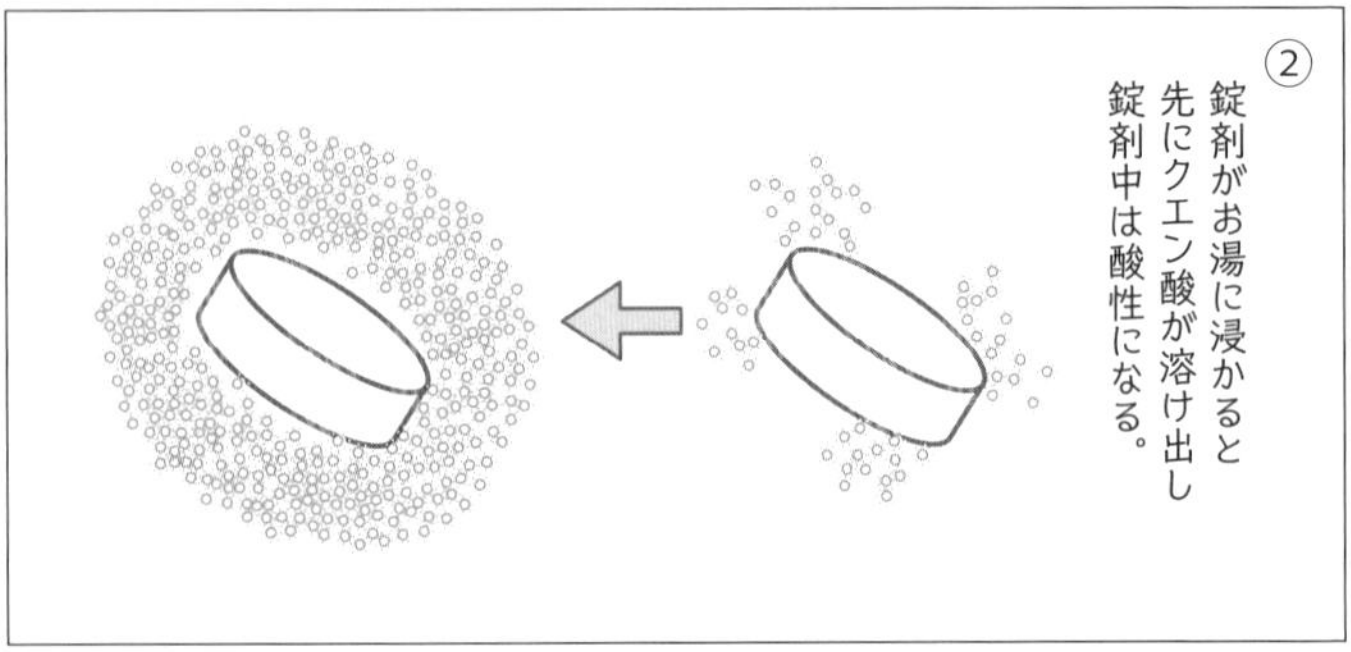
②
錠剤がお湯に浸かると先にクエン酸が溶け出し錠剤中は酸性になる。

いクエン酸が溶け出し、その後に重曹が溶け出します。クエン酸は酸性ですが、重曹はアルカリ性なので中和反応を起こしお湯は中性となります。湯中の炭酸ガスは重炭酸イオンと水素イオンに解離し、重炭酸イオンが湯の中に溶け込みます。この重炭酸イオンは24時間、安定して湯中に

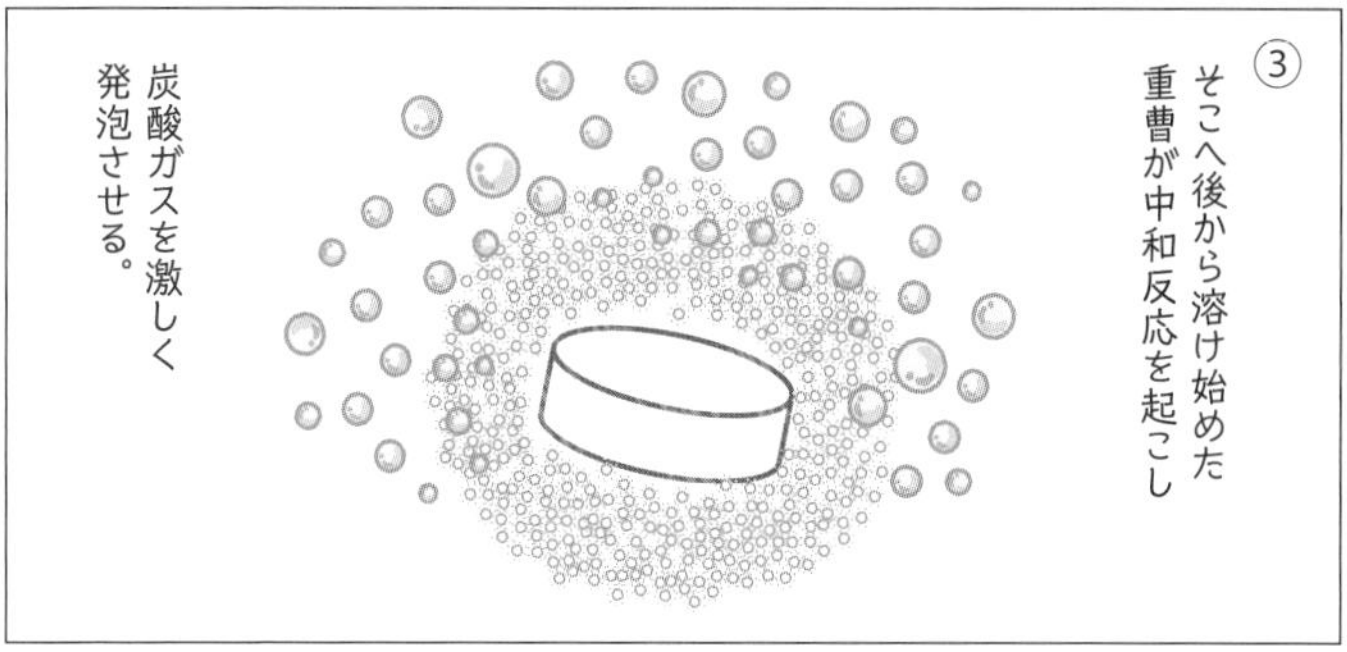
③ そこへ後から溶け始めた
重曹が中和反応を起こし
炭酸ガスを激しく
発泡させる。

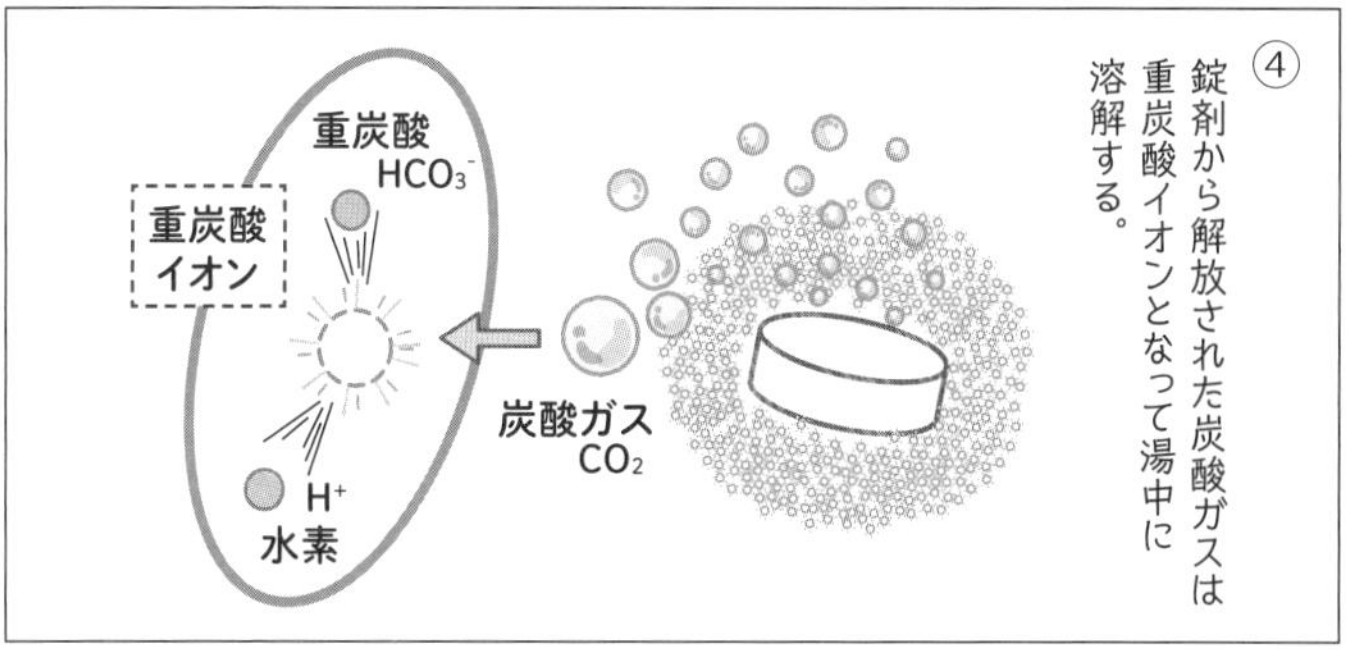
④ 錠剤から解放された炭酸ガスは
重炭酸イオンとなって湯中に
溶解する。
重炭酸
HCO_3^-
重炭酸イオン
炭酸ガス
CO_2
H^+
水素

とどまります。

この「重炭酸湯タブレット」の開発によって、日本の家庭でもドイツの炭酸泉や長湯温泉のお湯に匹敵する重炭酸温浴を楽しむことができるようになったのです。

4章

重炭酸温浴がもたらすイオン効果

……体温を高めて健康の土台をつくる

体温こそ健康のバロメーター

医療先進国のヨーロッパ、とくにドイツでは、医療に対し最先端医療だけでなく、効果があれば自然療法も重視され、広く普及しています。温泉療法もその一つです。「重炭酸温浴」に関しても治療効果が認められており、専門医による療養処方箋もあります。

その処方箋によれば、お湯の温度は37度から40度。ぬるめのお湯に浸かって心身ともにリラックスするのがコツです。副交感神経を優勢にして血管を広げ、血流をよくして体温を上げるのです。

40度以下のぬるいお湯でも、10分ほどすれば体温が上がり始めます。15分でも効果はありますが、余裕があれば30分程度の入浴が推奨されます。

重炭酸温浴に期待される効果

◎一酸化窒素増加による血流の促進

↓

血行障害により生じる下記のような疾病リスクの回避

動脈硬化、貧血、疲労、腰痛、肩こり、頭痛、アレルギー、糖尿病、関節リウマチ、脳疾患、心疾患、生殖障害
その他にも筋肉の鎮痛、修復、皮膚病の改善、心臓の負担軽減、心肺機能の強化などに効果あり

◎抗酸化作用

↓

身体を老化させる酸化作用を阻止する

◎ATP（アデノシン三リン酸）産生の促進

↓

人間が活動する際に使うエネルギーであるATPを生み出す

さらに、たっぷりのお湯に首まで浸かれば、水圧の作用で心臓の働きを助け、浮力の作用で筋肉を緩めて脳を休ませることもできます。

これまで何度も述べてきたように、人間の身体には、健康を維持するためのさまざまな機能が備わっていますが、免疫システムも代謝システムも、自律神経も抗酸化作用も、さらにホルモン系統も、いずれも体温が低いと十分に機能しません。適正な体温が保たれることで人間の身体は健康な生命活動を維持することができるのです。体温こそが、健康な身体

の土台なのです。

本章では、重炭酸イオンのお風呂に入ることで防げる病気や不調、また日々の暮らしにもたらす効能などについて、紹介していきます。

血流アップで循環器系の病気を予防する

日本の医療機関のなかにも、重炭酸温浴を積極的に採り入れるところが増えてきました。

重炭酸イオンのお湯に入ると、体内で一酸化窒素の産生が促され、血管が拡張します。サウナなどでも血流を上げることができますが、血管のサイズが変わらないため、心臓や血管の内壁に負担がかかります。しかし重炭酸イオンのお湯なら血管自体が広がるため、心臓などに持病がある人でも安心です。

血管が広がれば血流はよくなり、基礎体温が上昇します。最終的には体温が上がる

適正な体温が健康をもたらす

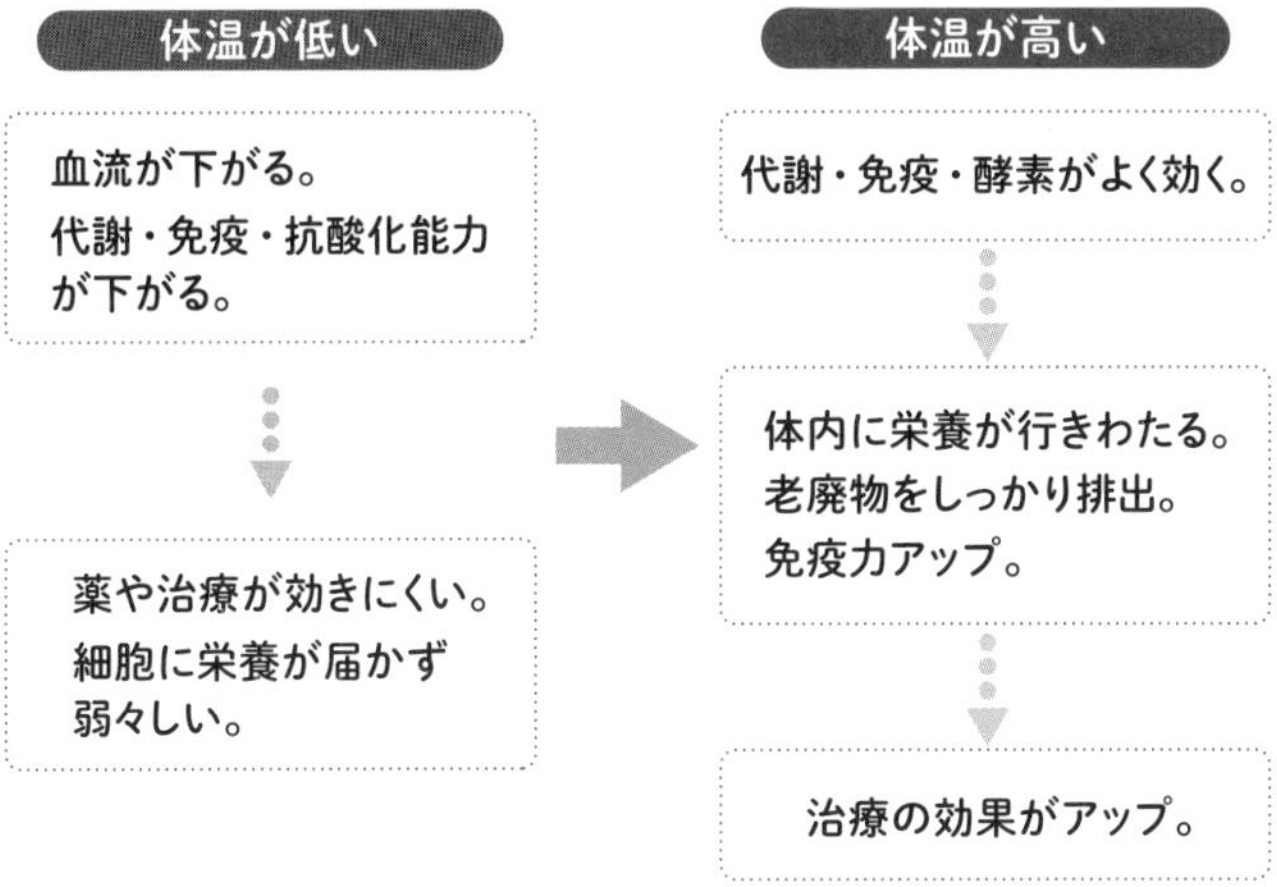
体温が低い
血流が下がる。
代謝・免疫・抗酸化能力が下がる。
薬や治療が効きにくい。
細胞に栄養が届かず弱々しい。
体温が高い
代謝・免疫・酵素がよく効く。
体内に栄養が行きわたる。
老廃物をしっかり排出。
免疫力アップ。
治療の効果がアップ。

ことでさまざまな病気がよくなるわけですが、血流が改善するだけでも多くの効果が期待できます。脳出血や心筋梗塞などの血管事故も含め、高血圧症、虚血性心疾患、狭心症、動脈瘤といった循環器系の病気や生活習慣病を予防することができるのです。

体温を上げてガンにかかりにくい身体になる

血管拡張によって基礎体温が上がると、免疫システムが高まり、病気にかかりにくくなります。

1章でもお話ししましたが、ガン細胞はどんな健康な人の体内でも、毎日、何千個も発生しています。しかし多くの場合、これが発症しないのは、免疫システムのおかげです。

いまや高齢者の二人に一人が罹患するというガンですが（男性3人に2人、女性2人に1人）、治療法として確立しているのは外科的な手術治療、抗ガン剤を使った化学療法、それに放射線を照射する放射線治療の三つでした。最近になってこれに第四の治療法として注目されるのがハイパーサーミア（ガン温熱療法）です。

ガン細胞は他の正常な細胞にくらべ熱に弱いという特徴があります。逆に体温が35度くらいの低体温だと活性化するのです。熱に弱いというガン細胞の特徴から、ガン細胞周辺だけを選択的に温める（42〜44度）ことによって、これを死滅させるというのがハイパーサーミアです。

加温の方法としては身体の外部からラジオ波やマイクロ波を使って温める外部加

ハイパーサーミア（ガン温熱治療法）の特徴

原理

人の正常な細胞では42度を超えて加温されても、血管が拡張することで熱を逃しやすいが、ガン細胞には拡張機能が備わっておらず熱を逃すことができない。このためガン細胞はオーバーヒートしてしまい死滅する。

特徴

1、治療率の向上
——ガンの種類に関係なく効果が期待される

2、適応範囲の広さ
——早期のガンだけでなく、再発ガンや転移性のガンにも応用が効く

3、身体にやさしい
——副作用が少なく、患者さんの状態が不良な場合にも適応できる

日本ハイパーサーミア学会パンフレット他より作成

温、身体の中から温める腔内加温、身体全体を温める全身加温などの方法があります。

これまでの治療法にくらべ副作用が少なく、なによりも身体を温めて治療するというので免疫力が高まります。

従来は放射線治療との併用のみ健康保険が適用されましたが、その効果が認められ、1996年からは単独使用でも健康保険が適用されています。国もその効果を認めたということでしょう。

体温を高めることはガンにかかりにくい身体になるとともに、もし罹患しても

免疫力により治癒する可能性も高めてくれるのです。

手足の先が温まるとよく眠れる

すでに述べたように体温を低下させ、病気や不調をひき起こす大きな原因となるのはストレスです。

このストレス反応による弊害の代表ともいうべき不眠も、重炭酸温浴で改善できます。

重炭酸温浴が熟睡をもたらすのは、ストレスが軽減するためですが、手足など末端の皮膚温度も関係しています。

まずは睡眠と体温の関係についてお話ししましょう。

前にも述べたように、人間が熟睡するためには、身体深部の体温が下がると同時に、

睡眠の仕組み

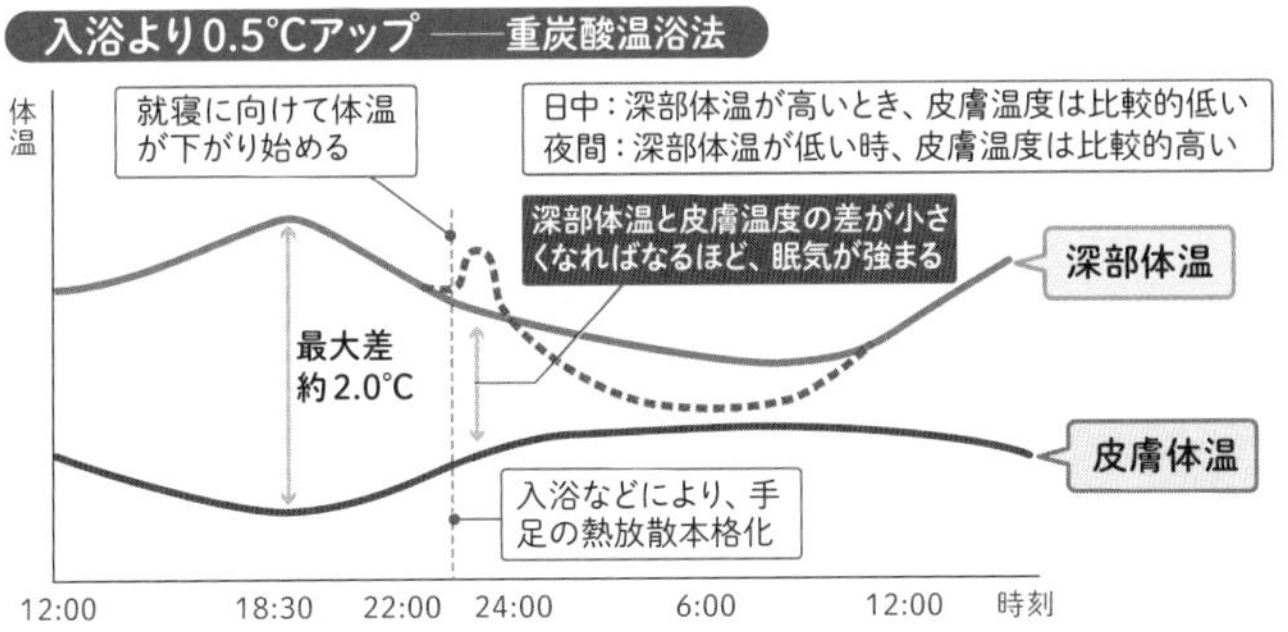
入浴より0.5℃アップ ——重炭酸温浴法
体温
就寝に向けて体温が下がり始める
日中：深部体温が高いとき、皮膚温度は比較的低い
夜間：深部体温が低い時、皮膚温度は比較的高い
深部体温と皮膚温度の差が小さくなればなるほど、眠気が強まる
深部体温
最大差
約2.0℃
皮膚体温
入浴などにより、手足の熱放散本格化
12:00
18:30
22:00
24:00
6:00
12:00
時刻

出典：『スタンフォード式最高の睡眠』（西野精治：サンマーク出版）より

深部体温が下がると同時に、手足が温かくなることがポイント！

人は眠るとき手足の温度（皮膚温度）が高くなり、そこから熱を放散して身体内部の温度（深部温度）を下げます。赤ん坊が眠い時に顔が赤くなったり手が温かくなるのはこのためです。

手足の皮膚温度が上がる必要があります。冬の夜など、手足が冷たくてなかなか寝付けない体験をした人は少なくないでしょう。

人間の体温は、深部体温が高いときは皮膚温度が比較的、低いという関係があります。日中の活動時には皮膚温度より深部体温のほうが高く、最大で2度ほどの差がありますが、就寝中は逆に深部体温が低く、皮膚温度が比較的、高くなります（上図参照）。

健康な人では、夜になって就寝時間が近づくと、自然に深部体温が下がり始めます。一方、身体の表面や手足の温度は上がります。赤ちゃんが眠くなると、顔が赤くなったり、手足の先が温かくなったりするのはそのためです。深部体温と皮膚温度の差が小さければ小さいほど眠気が強まるため、入眠時には手足の皮膚温度が高くなることで体内の熱を放散し、深部の温度を下げるのです。

ところが、ストレスなどにより自律神経のバランスが悪化していると、就寝時間が近づいても手足の皮膚温度が上がりません。熱を放散することができないため、深部体温は下がらず、なかなか眠くならないのです。

しかし、重炭酸温浴などにより手足を十分に温めることができれば、熱を放散し、入眠モードに入ることができるのです。

美肌効果と体臭予防効果もある！

以上、血管拡張にともなう血流促進や体温上昇、自律神経が安定することによる影響などを説明してきましたが、最後にプラスαの効果をいくつか紹介しておきましょう。その一つが「美肌&体臭予防」効果です。

重炭酸イオンには、毛穴にこびりついている汚れを溶かして除去するという作用もあります。そのため、重炭酸温浴を日課にすると素肌がきれいになり、体臭もなくなります。

そもそも毛穴の汚れの正体は埃や汗だけでなく、腐った皮脂やミネラルです。それらが毛穴スポットにたまり、毛穴を閉じてしまうことが、肌荒れや体臭の原因となるのです。

毛穴は文字どおり毛が生えてくる小さな穴ですが、それとともに体内の不要なミネラルの排出口でもあります。ところが、表皮にあるケラチン面のマイナスイオンとミネラルのプラスイオンが結合すると、頑固な汚れとなって毛穴をふさいでしまい、ミネラルの排泄ができなくなります。その結果ミネラルや皮脂などが腐って悪臭を発するのです。

ミネラル汚れや皮脂汚れは、石鹸や洗顔剤ではなかなか落とせません。肌の表面と内側に電位差がないため、表面をていねいに洗っても、毛穴の奥にとどまった汚れの成分は出て来ないのです。

しかし、重炭酸イオン湯に浸かると、肌表面に電位差が生じます。重炭酸イオンはマイナスなので、肌の表面がマイナスの状態に整います。一方、皮脂汚れの主成分であるカリウムやカルシウム、マグネシウムなどはプラスです。プラスとマイナスのイオンは引き合いますから、汚れの成分は重炭酸イオンに引き寄せられ、自然に溶けて除去されるのです。汚れや悪臭の元だけでなく、体内にたまった毒素も毛根を伝って排出されることが期待できます。

したがって、毎日、重炭酸イオンのお湯で入浴すれば、じっとお湯に浸かっているだけで、デトックス作用で肌が清潔になり、それどころか、肌理（きめ）が整ってすべすべになり、くすみ、体臭にも効果が期待できます。

アトピーなどの皮膚炎の症状にも有効です。アトピー性皮膚炎は、水道水のお湯で入浴すると、カルキ（残留塩素）の刺激によって悪化しがちですが、重炭酸イオンと一緒に発生する水素イオンはカルキの成分を中和してお湯をやわらかくするため、肌への刺激が少なくなります。したがって、乳幼児など肌の弱い人でも安心して入浴することができるのです。

身体の酸化を防ぐアンチエイジング効果も！

重炭酸温浴には、老化を防ぎ、全身の若々しさを保つ「アンチエイジング効果」もあります。重炭酸イオンに酸化を妨げる作用があるためです。

「酸化」とは、ものが酸素と反応して酸化物になることです。リンゴを切って放置すると、すぐに茶色く変色してしまいます。鉄は錆びて酸化鉄に変わり、輪ゴムは柔軟性を失ってもろくなります。食品成分は劣化し、新鮮さや風味を失います。これらはすべて酸化の結果です。人間の身体も、酸化によって若さや健やかさが損なわれるのです。

もちろん酸素は生物が生きるために不可欠です。しかし、体内に摂り入れた酸素の一部は、酸化作用の強い「活性酸素」に変化します。この活性酸素こそが老化現象の主犯なのです。

もともと活性酸素は殺菌力が強いため、体内に入り込んだ細菌やウイルスを撃退する役目を負っているのですが、増え過ぎると健康な細胞や正常な遺伝子まで攻撃し、酸化してしまうのです。

その結果、金属と同じように全身の細胞が錆び始めます。血液はどろどろになり、肌にはシミやシワが増えます。細胞の劣化はガンや動脈硬化など生活習慣病の原因にもなります。

幸いなことに、人間の身体には、尿酸、アスコルビン酸（ビタミンCのこと。水溶性ビタミンの一種）、メラトニン（睡眠を司るホルモン）や抗酸化酵素（ＳＯＤ）な

活性酸素を発生させるさまざまな要因

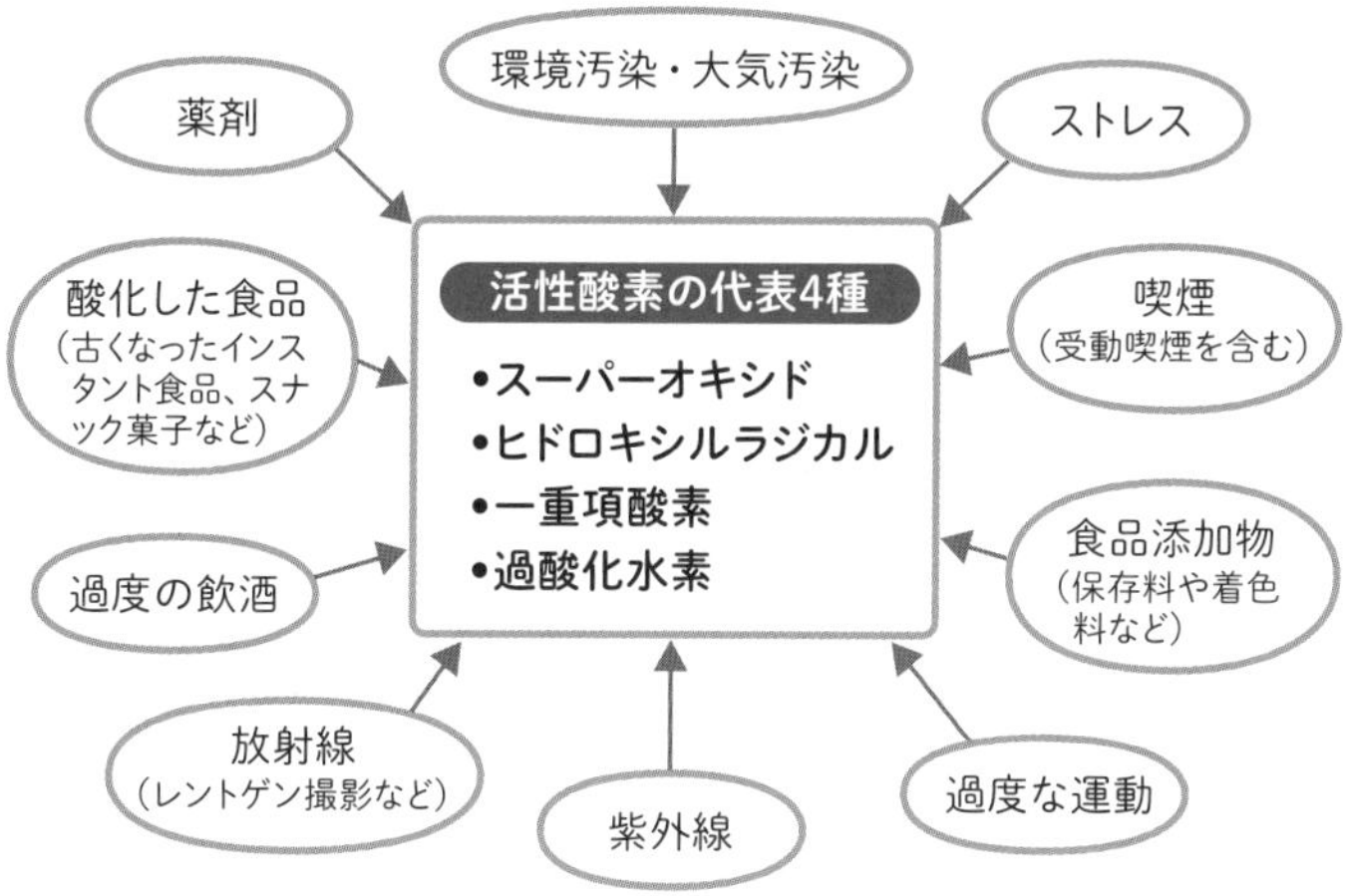

——各種資料より作成

活性酸素が関与する代表的な疾患

循環器系	動脈硬化、心筋梗塞、虚血性循環障害など
呼吸器系	肺炎、感染症など
脳神経系	脳梗塞、脳出血、アルツハイマー型認知症など
消化器系	胃潰瘍、肝硬変など
内分泌系	糖尿病、ストレス反応など
皮膚	アトピー性皮膚炎など
支持組織系	関節リウマチ、膠原病、自己免疫疾患など
眼	白内障、黄斑変性症、未熟児網膜症など
その他	ガン

どの抗酸化物質が生まれながらにして備わっています。ところが、それらの抗酸化物質も40代をピークに減少するため、何もしないと確実に老化が進んでしまうのです。

老化を防ぐためには、体内の活性酸素を増やさないことが肝心です。活性酸素は、ストレス、睡眠不足、運動不足、飲酒、喫煙、紫外線などによって増加します。

したがって、生活習慣を見直し、適度な運動や十分な睡眠を心掛けてください。ストレスをため込まない、紫外線を防ぐ、飲酒や喫煙を控える、食品添加物を避けるなどの努力も必要です。

加えて、日々の食事やサプリで良質のタンパク質や新鮮な野菜・果物に加えて、抗酸化作用をもつ栄養素を摂取するとより効果的です。

代表的な抗酸化物質はビタミンC、ビタミンE、ポリフェノール、ミネラル類、βカロチン、リコピン、ルテインなどです。ただし、抗酸化物質にはそれぞれメリットとデメリットがあるため、1種だけに頼るのではなく、複数の物質を組み合わせて摂取するほうがよいでしょう。

重炭酸温浴も、その一助となります。

プールで泳ぐと髪が茶色く変色したり、ちりちりに乾燥したりします。あれも、消毒用のカルキによる酸化作用です。消毒用のカルキは水道水にも含まれていますから、水道水を温めて入浴するだけでも、身体の酸化は進みます。

しかし、重炭酸温浴をする際に重炭酸イオンと解離する水素イオンには塩素を中和する作用があるため、酸化を防ぐアンチエイジング効果が期待できるのです。

マイナスイオンの働きで効率よく疲労回復

なお、体内の細胞内でも二酸化炭素はつくられます。それが炭酸脱水素酵素によって中和され、重炭酸イオンとして血中に溶解しています。この血液中に含まれる重炭酸イオンには、活性酸素の働きを抑制する作用もあります。

スポーツ選手などは、疲労や筋肉痛を軽減するために炭酸水を飲むことがあります。

重炭酸イオンに抗酸化作用があることを知っているからです。二酸化炭素は血液中で重炭酸イオンに変化し、活性酸素の働きを抑え、疲労回復を早め、筋肉痛の解消を促す効果が期待できるのです。

重曹うがいで虫歯や口臭を防ぐ

プロローグでドライマウスを解消するには血流をよくすることが大事だと述べました。本文中では重炭酸温浴をすることで血流がよくなることを述べています。したがって、重炭酸温浴を習慣化すれば、ドライマウスは解消し、口臭は抑えられ、虫歯や歯周病も予防できることになります。さらに健康寿命を考えるうえで注目が高まっているのが「口腔ケア」。口の中（口腔）を清潔に保つことで全身の健康を保とうとするケアです。

本書の最後に、その口腔ケアに役立つ情報をお伝えしましょう。

口内の歯や舌、粘膜面の汚れなどにより細菌が増えると、口腔内のｐＨは酸性に傾きます。酸性になると歯のミネラル成分が溶け出しやすく、細菌が増殖する環境となるので、とても危険です。

重炭酸イオンには、周囲のｐＨを弱アルカリ性に保とうとする作用があるため、虫歯や口臭の原因となっている物質のｐＨを中和します。この作用を利用して、口内環境を整えることもできます。

重炭酸イオンの作用を利用して口内を清潔に保つ方法として、いちばん簡単な方法は「重曹うがい」です。

重曹（炭酸水素ナトリウム：$NaHCO_3$）を水に溶かすと、重炭酸イオン（HCO_3^-）とナトリウムイオン（Na^+）に電離します。その重曹水で「ぶくぶくうがい」をすれば、虫歯や口臭を防ぐことができます。

口内の唾液腺周辺を刺激することで一酸化窒素（NO）の産生が増え、血流がよくなって、唾液分泌量がさらに増える効果も期待できます。

重曹の口腔への効果

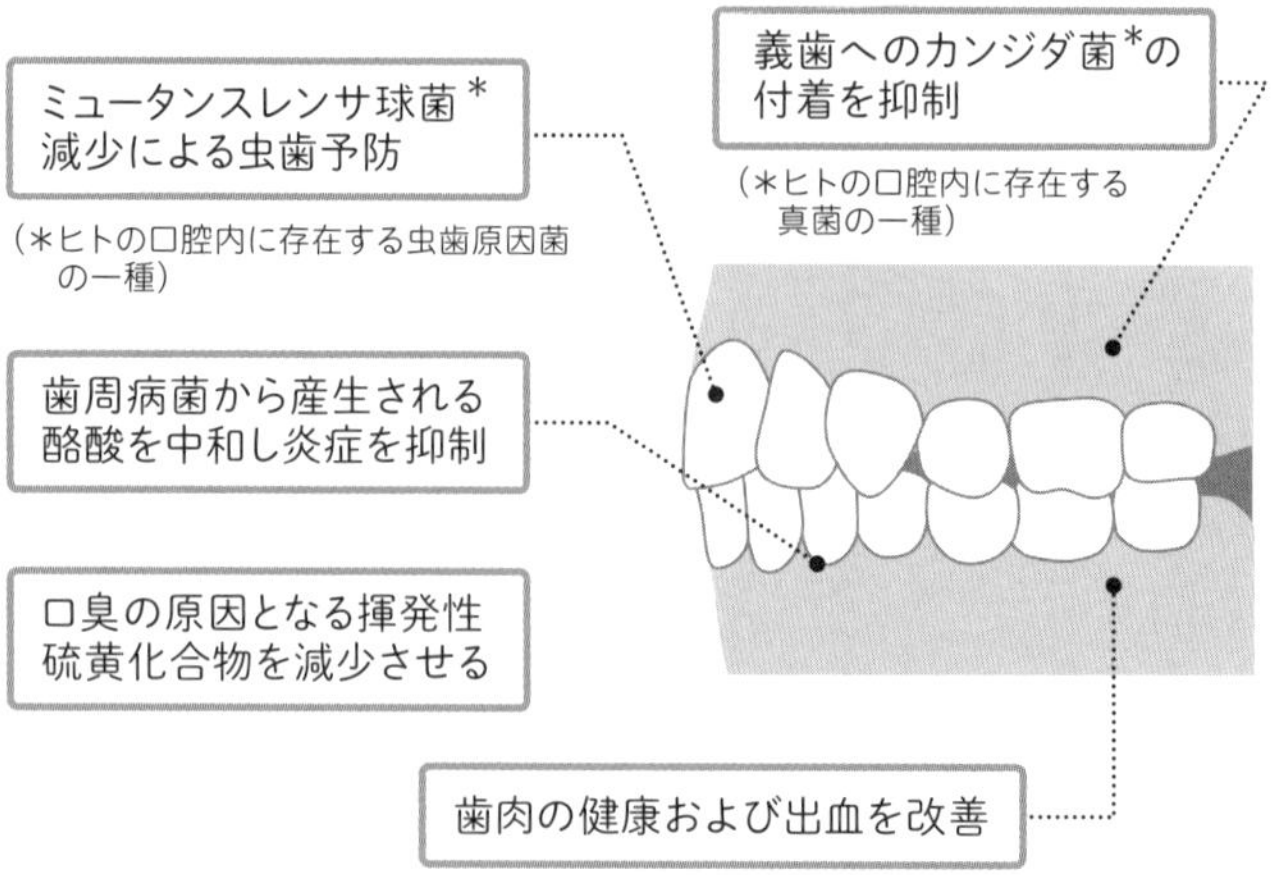
ミュータンスレンサ球菌*減少による虫歯予防
（*ヒトの口腔内に存在する虫歯原因菌の一種）
義歯へのカンジダ菌*の付着を抑制
（*ヒトの口腔内に存在する真菌の一種）
歯周病菌から産生される酪酸を中和し炎症を抑制
口臭の原因となる揮発性硫黄化合物を減少させる
歯肉の健康および出血を改善

基本的な割合は、ペットボトル1本分（500㎖）の水に重曹を小さじ1杯（3g）程度。ボトルをよく振って混ぜれば完成です。朝と夜に自宅でうがいをしてもいいし、日中、ボトルを持ち歩いて、口臭などが気になるたびに使ってもよいでしょう。

ただし、注意しなければいけないことが三つあります。

第一は、かならず「薬用」か「食用」の重曹を使うこと。食用の重曹はスーパーなどでも「ベーキングパウダー」として販売されています。「工業用」の重曹には不純物が多く含まれていることがあるので注意が必要です。

第二は、水に溶かす際に熱を加えないこと。重曹を加熱溶解すると強アルカリ性の炭酸ナトリウムに変化するため、危険です。

第三は、重曹を溶かした水にはナトリウムイオンが含まれています。したがって、うがい液を多量に飲むと塩分を飲み込むことになり、塩分制限のある人、特に腎臓に障害のある人には注意が必要です。

以上の三点を注意しながら重曹うがいをすれば、虫歯や気になる口臭を防ぐことができるでしょう。

病気にならない身体を入浴でつくる——「あとがき」にかえて

日本ではいよいよ人口減少が始まり、高齢化社会の進行が深刻さを増しています。2025年には65歳以上が全人口の3割を占めると予測されるなか、生活習慣病患者とその予備軍も年々、増加しています。

そうした病気や体調不良の多くは、本書でお話ししたように、ストレスが原因で起こる自律神経の不調と体温の低下が原因と考えられます。体温が下がれば免疫力や代謝力も低下しますから、動脈硬化、ガン、貧血、腰痛、糖尿病、関節リウマチ、心疾患などさまざまな病気にかかりやすくなってしまうのです。

しかし今、高齢者の増加や生活習慣病の蔓延、精神疾患の患者数の増加などにより、日本の医療介護制度や生活保障システムは崩壊の危機に瀕しています。

自分はもちろん家族の健康と生命は自分で守る——、そのためには国民一人ひとりが正しい医療の知識をもつことが大切です。正しい知識に基づいて、日々、自分自身で健康状態をセルフチェック（点検）し、セルフケア（管理）し、セルフメディケーション（対処）することが、人生を快適に過ごすために不可欠な時代になったということです。

そこで自分の身体を健康に保つために見直したいのが、毎日の生活習慣である入浴です。日本人は古くより温泉で疲れやストレスを癒してきました。各地にある湯治場には「長寿の湯」がいたるところにあります。日本は世界屈指の温泉大国ですから、日本人が長寿なのは温泉があったからかもしれません。

温泉の効能については本文でも述べているので繰り返しませんが、もっとも大事なことは身体が温まることです。それも皮膚だけでなく、身体の内部まで温まることです。誰でも温泉から出たあと身体が芯からポカポカと温まり、浴衣一枚で食事が楽しめたという経験をお持ちでしょう。

ではどうしたら身体内部の体温を上げられるでしょうか——。それこそ本書のテーマである血流をよくすることです。

血流をよくすれば体温は上がり、快適に過ごせます。血流をよくし、元気でいられるためにも、一人ひとりが正しい知識を持つことが大切です。たとえば血液のはたらき、血管の構造、そして血流の役割などです。こうした知識を得れば、自分の健康を自分で守る方法が見えてくるはずです。

毎日の入浴は1日の疲れを癒し、心と身体をリフレッシュする至福のときです。身体を清潔に保つ役割もあります。しかしこれらに加え、健康増進という面から一度見直してみてはいかがでしょうか。健康増進といってもお風呂で身体を動かしたり、何かをするわけではありません。要は重炭酸イオンのお湯に浸かるだけです。これなら誰でも簡単に生活に取り込めるはずです。

入浴を健康増進の手段として積極的に活用し、病気にならない身体をつくりましょう。

2019年11月

鶴見大学教授　斎藤　一郎

■斎藤　一郎（さいとう　いちろう）
1954年東京生まれ。日本大学、東京医科歯科大学、徳島大学などを経て、現在、鶴見大学教授、元附属病院長。日本抗加齢医学会理事。専門は外分泌腺の病態ならびに老化研究。

日本のいくつかの歯学部、医学部や米国（スクリプス研究所）で自己免疫疾患の研究に長年従事し、数多くの論文、著書を発表。「日本病理学会　学術研究賞」「日本シェーグレン症候群学会賞」などを受賞。

またNHKの『あさイチ』『ためしてガッテン』『美と若さの新常識』、日本テレビ『世界一受けたい授業』などのテレビ出演を始め、新聞・雑誌でも活躍中。

主な著書に『ドライマウス』（日本評論社）、『不老は口から』（光文社）、『「現代病」ドライマウスを治す』（講談社）、『口からはじめる　不老の科学』（日本評論社）などがある。

重炭酸温浴はなぜ身体にいいのか

2020年1月20日　初版発行

■著　者　斎藤　一郎
■発行者　川口　渉
■発行所　株式会社アーク出版
〒102-0072　東京都千代田区飯田橋2-3-1
東京フジビル3F
TEL.03-5357-1511　FAX.03-5212-3900
ホームページ　http://www.ark-pub.com
■印刷・製本所　新灯印刷株式会社

ISBN978-4-86059-210-3